主检医生话体检

主审◎郭 清

主 编◎陈丽英

副主编◎潘健将 朱文华

陈建华 刘 翔

U0221371

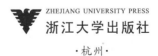

ZHEJIANG UNIVERSITY PRESS
浙江大学出版社
·杭州·

图书在版编目（CIP）数据

主检医生话体检 / 陈丽英主编 . — 杭州 ：浙江大学出版社，2023.7

ISBN 978-7-308-23809-0

Ⅰ . ①主… Ⅱ . ①陈… Ⅲ . ①体格检查－基本知识 Ⅳ . ①R194.3

中国国家版本馆CIP数据核字（2023）第089749号

主检医生话体检

陈丽英　主编

策划编辑	殷晓彤
责任编辑	殷晓彤
责任校对	张凌静
封面设计	黄晓意
出版发行	浙江大学出版社
	（杭州市天目山路148号　邮政编码310007）
	（网址：http：//www.zjupress.com）
排　　版	杭州晨特广告有限公司
印　　刷	浙江省邮电印刷股份有限公司
开　　本	880mm×1230mm　1/32
印　　张	9.125
字　　数	270千
版 印 次	2023年7月第1版　2023年7月第1次印刷
书　　号	ISBN 978-7-308-23809-0
定　　价	88.00元

《主检医生话体检》
——聊聊体检前的那些事儿
编委会

主　审　郭　清

主　编　陈丽英

副主编　潘健将　朱文华　陈建华　刘　翔

编　者　（按姓氏笔画排序）

韦嘉佩　东阳市人民医院

卢力沾　广东省东莞市横沥镇社区卫生服务中心

乔巧华　浙江大学医学院附属邵逸夫医院

李　力　贵州省黔西南布依族苗族自治州人民医院

肖禄华　江苏省昆山市柏庐社区卫生服务中心

吴丽红　浙江大学医学院附属邵逸夫医院

张俊璐　浙江大学医学院附属邵逸夫医院

明小燕　华中科技大学同济医学院附属武汉市中心医院

金梦绮　浙江大学医学院附属邵逸夫医院

夏国庆　浙江大学医学院附属邵逸夫医院

夏菁菁　浙江大学医学院附属邵逸夫医院

高　明　湖南省人民医院（湖南师范大学附属第一医院）

黄丽娟　浙江大学医学院附属邵逸夫医院

臧国尧　浙江大学医学院附属邵逸夫医院

秘　书　王程灵　李璐莎

插　画　郑杉杉　林九洲

序

健康需要主动管理。

社会经济条件的改变和卫生事业的发展,促进了人类寿命的延长和人口数量的激增。同时,人群的疾病谱和死因谱也发生了变化,慢性非传染性疾病、退行性疾病、生活方式及行为疾病逐渐成为影响人类健康的主要因素。而心脑血管疾病和恶性肿瘤也已经成为人类死亡的主要病因。很多人忙于学习与工作,忽略了自身的健康问题和疾病前期所发出的预警信号,一旦身体出现明显不适必须就医治疗时,往往疾病已发展至中晚期,错失最佳的治疗时机。因此,开展"三早"(早筛查、早评估、早干预)与"三全"(全人群、全方位、全生命周期)的健康管理是非常必要的。

健康管理是一个对个人及群体的健康危险因素进行全面管理的过程,其宗旨是调动个人及群体的积极性,利用有限的资源达到最佳的健康效果。

健康管理的过程中包含一项非常重要的内容:健康体检。健康体检是用医学手段和方法进行身体检查,是受检者在身体健康时主动到医院或专业的体检中心对身体进行全面检查,主要目的是通过检查发现是否有潜在的疾病,以便及时采取预防和治疗措施。大多数慢性病和恶性肿瘤早期均无任何症状,只能通过定期的体检发现。随着医学科技的迅猛发展,早期发现癌症,早期治疗,大大提高了癌症患者的五年生存率。心脑血管疾病的高危因素,如高血压、糖尿病、高脂血症等,早期没有或很少有症状,如果不能早期发现并积极干预,常常会导致脑出血或冠心病,后果十分严重。通过定期健康体检尽早发现心脑血管疾病的高危因素并进行积极治疗,可明显降低疾病的发生风险。因此,定期健康体检的重要性不言而喻。要如何做到明明白白的健康体检呢？这就是《主检医生话体检》要告诉您的事。

由邵逸夫医院全科医学专家领衔精心编写的《主检医生话体检》,内容丰富翔实,文字言简意赅,不仅指导您如何选择体检项目,还告诉您在体检前的注意事项、常见体检项目的意义,还有常见恶性肿瘤、慢性病的预防措施,是一本集知识性、科学性、实用性和指导性于一体的工具书。

《黄帝内经》有言:"上工治未病,不治已病,此之谓也。"

健康需要主动管理,要做到主动发现身体状态变化,主动构建健康知识体系,采用科学方法评估健康,积极调整生活习惯,实施科学的干预措施。

定期体检,拥抱健康。

中华医学会健康管理学分会主委

2023年6月6日

主编寄语

在我国社会经济迅猛发展的背景下,人民群众的生活水平日益提升,在满足基本生活需求的同时,人们对健康的要求也越来越高。有些人误认为疾病是从天而降,突然发生的,比如在一次检查中意外发现了某种疾病。其实身体状态从健康到疾病,要历经特定的发展过程,特别是慢性非传染性疾病的发生、发展过程较长,往往需要几年,甚至几十年。也就是说在疾病确诊前,身体会出现一定的改变。

"防病于未然"及"早筛查、早评估、早干预"对健康的重要意义,不言而喻。世界卫生组织(World Health Organization,WHO)曾提出,通过预防保健与健康管理可以避免三分之一的慢性疾病发生,而通过早期的筛查与干预,可以避免三分之一的疾病进一步恶化。

健康体检是指通过医学手段和方法对受检者进行身体检查,了解受检者的健康状况,早期发现疾病线索和健康隐患的诊疗行为,是预防疾病、发现疾病、延缓疾病进展和自我保健的重要措施。近年来,随着人民群众健康意识的不断增强,到医院或其他健康管理(体检)机构进行健康体检的人群数量逐年增长。

"如何做好体检"已经成为我们茶余饭后的重要话题。虽然当今社会移动互联网深度普及,人们可以瞬间获取大量健康体检相关的医学知识,但是网络信息往往良莠不齐,加之医学专业知识水平及认知水平的差异,普通群众在选择体检套餐时往往不够精准,存在"体检内容越多越好"、"体检价格越贵越好"等错误观念。做好体检科普工作对提高居民健康素养水平有着至关重要的作用。

以往体检相关的科普书籍大多聚焦于体检后的报告解读,本书则面向普通群众,聚焦于体检前的医学科普,特别针对不同年龄人群、常见肿瘤及心脑血管等常见疾病的体检前个性化指导、常用体检项目推荐等公众感兴趣的内容进行撰写。

本书在编排时按特定体例编排,以体现其工具性、易检性。从内容角度而言,广泛吸收规范的疾病诊疗指南,所提供的知识专业可靠,简明扼要、概括性强;从语言风格角度而言,生动活泼、通俗易懂,便于普通群众阅读和记忆。

本书内插图均为原创手绘插图,图片内容鲜活生动,图中人物形象憨态可掬,增强书籍可读性,增进读者对书中所描写内容的理解。本书将枯燥的医学知识和趣味性相结合,致力于为公众提供同时具备科普性和工具性的体检知识口袋书。此外,本书也可作为教材,供广大全科医生及健康管理师学习健康传播课程所用。

浙江大学医学院附属邵逸夫医院

2023 年 6 月 18 日

目录

☞ **第四章　认识常见心脑血管及代谢性疾病**

☞ **第五章　认识常见肿瘤**

☞ **第六章　认识其他常见健康问题**

☞ **第七章　常用体检项目介绍**

☞ **第八章　体检达人速成**

☞ **附 件**

第一章

充分准备,迎接体检

第一节　知己,了解个人史

从临床实践来看,每个人的健康状况都与个人史有着密切的关联。因此,在制定健康体检方案的过程中,也不能按部就班,千篇一律,需根据不同的个人史制定个性化体检方案。

据世界卫生组织的报告,全球人类死因中,不良生活方式所引起的疾病占60%。生活方式,狭义是指个人及家庭日常生活的活动方式,包括衣、食、住、行及闲暇时间的利用等。广义的生活方式是指人们一切生活活动的典型方式和特征的总和。

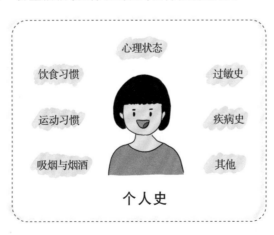

据世界卫生组织

心理状态

饮食习惯　　　　过敏史

运动习惯　　　　疾病史

吸烟与烟酒　　　其他

个人史

饮食,是最需要关注的生活方式。饮食中所含的营养物质是维持生命的物质基础,是保持健康的基石。健康的饮食习惯既能促进生长发育、防治疾病,又能增强机体免疫力、促进健康长寿。摄入过量会导致"三高"等多种疾病的发生;相反地,饮食缺乏又会引起营养不良、贫血等疾病,导致人体免疫功能下降;不良的饮食习惯甚至可诱发肿瘤,如食管癌、胃癌、结肠癌等。

生命在于运动,人的一生都是在平衡健康与运动的关系中度过的。缺少运动会导致亚健康状态,各种疾病会逐渐显现出来;而不适宜的高强度运动,又会对身体功能造成损伤。科学且适宜的运动可以使人体拥有更柔韧的骨架、更强壮的脏器、更年轻的大脑和更饱满的情绪。

吸烟与饮酒,是威胁健康最主要的不良生活方式。烟与酒,是所有疾病的共同危险因素。与此同时,吸烟与饮酒对身体危害呈叠加效应。体检前,关注和总结个人的吸烟与饮酒情况,并以此来制定体检方案显得尤为重要。

心理与健康关系紧密。若想拥有健康的生活,心理因素是不可忽视的重点之一。心理状态评估已成为体检中重要的检查项目,以帮助早期发现心理疾病,采取应对措施。因此,体检前需要密切关注自身的心理状态。

疾病史,是体检方案设计的重要参考依据。疾病史包括现病史、用药史、慢性病史、传染病史、既往手术史和重大疾病史。不同的疾病史,在选择体检项目时有不同的倾向与选择。

过敏史,是对某些过敏原过敏的病史,能引起过敏症的物质数以千计。体检时最需要关注的是药物过敏史和造影剂过敏史。特别是对造影剂过敏的体检者,体检时就需要慎重选择增强 CT 和 MR 等检查。

综上所述,在体检前需要重点关注个人生活方式、疾病史和过敏史,并如实提供给医生,由此充分确保个性化体检方案能够有效、精确,能够更大限度地提升健康体检的精准性和高效性。

(潘健将)

第二节　知彼,熟悉家族史

家族史是诸多疾病的独立危险因素,反映了慢性病的遗传易感性、家庭环境以及生活环境的综合影响。体检者在体检前需要熟悉家族史,家族史对本人的体检项目选择具有重要的参考价值。那么,有哪些疾病是有明显的遗传倾向呢?

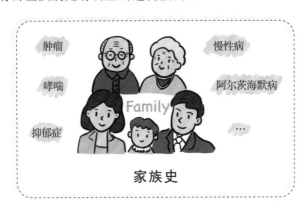

一、常见慢性病

(一)高血压

高血压是遗传因素与环境因素共同作用的结果。目前的研究认为,高血压是属于多基因遗传疾病,父母患高血压的子女患高血压的概率要明显高于父母血压正常者。据调查研究,父母中有一人或两人患高血压,其本人患高血压概率比一般人群分别高1.5倍和2～3倍。

(二)糖尿病

糖尿病是一种由遗传因素和环境因素共同作用所致的复杂性疾病,最常见的糖尿病类型是2型糖尿病。多基因分析研究表明,

2型糖尿病因性别不同而存在两种遗传模式。女性糖尿病者的女性一级亲属的遗传概率最高,女性糖尿病者的男性一级亲属的遗传概率最低,但均显著高于无糖尿病家族史的人群。

(三)高脂血症

高脂血症是常见的代谢性疾病。随着医学研究的发展,目前已经发现有相当部分血脂异常患者存在一个或多个遗传基因缺陷。遗传基因缺陷所致的血脂异常多具有家族聚集性,有明显遗传倾向,临床上通常称为家族遗传高脂血症。

(四)冠心病

遗传因素在冠心病的发生中有着重要的地位。目前,冠心病也有了向年轻人转移的趋势。研究显示,冠心病患者的一级亲属的患病率较高,其遗传度是70%左右。

【小知识】遗传度指遗传因素在疾病发生中所起作用的程度,以百分数表示。如果一种病的遗传度是80%,那么环境因素的作用就是20%。遗传因素所起的作用愈大,遗传度愈高,则环境因素作用愈小;反之遗传因素作用愈小,遗传度愈低,则环境因素作用就愈大。

(五)脑卒中

脑卒中是一种危害程度很高的脑血管疾病,包括脑梗死和脑出血。遗传因素对脑卒中的发病起着重要作用,脑卒中人群发生脑卒中归因于遗传因素的危险度大约为2/3。

二、常见恶性肿瘤

(一)乳腺癌

乳腺癌是中国女性最常见的恶性肿瘤之一。乳腺癌家族史阳性所致的乳腺癌发生风险与女性一级亲属中乳腺癌患者的数量和确诊年龄密切相关。如果有1位一级亲属患乳腺癌,则其乳腺发生风险增加近2倍;如果有2位,则发生风险增加至3倍。如果一级亲属在30岁前确诊,风险增至3倍,若60岁以后确诊,则风险降至1.5倍。

(二)结直肠癌

结直肠癌通常为散发病例,但家族聚集现象同样较常见。在所有肠癌患者中,约25%的患者有相应家族史,约10%的患者发病明确与遗传因素相关。

(三)胃 癌

大多数胃癌病例都为散发,但约有10%的胃癌患者有家族聚集现象。真性遗传性(家族性)胃癌占全球胃癌的1%~3%。调查发现,胃癌患者的一级亲属胃癌的发生风险比一般人群平均高出3倍。

(四)肺 癌

肺癌长期以来都是中国癌症里的"第一杀手"。有亲属患肺癌的人群自身发生肺癌的风险增加约2倍。风险最高的是有亲属在年轻时被诊断为肺癌的人和有多名亲人患肺癌的人。

(五)前列腺癌

前列腺癌是一种具有高度遗传性的癌症,据估计有40%~50%的前列腺癌与遗传因素相关,其中以家族史中有家族成员在60岁前诊断为前列腺癌或因前列腺癌死亡的患癌风险最高。

三 其他常见疾病

(一)哮 喘

哮喘是一种由多种遗传因素和环境因素相互作用引起的疾病。研究表明,哮喘的遗传度为25%~80%,哮喘表型中明显存在呈强遗传性的成分。

（二）抑郁症

抑郁症的发生与遗传因素有密切关系,抑郁症患者的亲属患抑郁症的概率是一般人的10倍左右,遗传度为31%～42%。遗传因素对抑郁的作用在女性中比男性中强。

（三）阿尔茨海默病

家族史是阿尔茨海默病(Alzheimer's disease,AD)的一种危险因素;若有1名一级亲属患痴呆,发生AD的风险会增加10%～30%。与一般人群相比,家族中有至少2名兄弟姐妹患晚发型AD的个体,发生AD的风险会增加至3倍。

（四）自身免疫性疾病

自身免疫性疾病是指机体对自身抗体发生免疫反应而导致自身组织损害所引起的疾病。常见的自身免疫性疾病有系统性红斑狼疮、类风湿关节炎、干燥综合征等。自身免疫性疾病的发生有家族遗传的倾向,具有复杂的遗传特征,多基因遗传决定了自身免疫性疾病的易感性。

（潘健将）

第三节 体检前的药物管理

体检者都知道食物会影响抽血检验结果,因此体检前都会禁食空腹。事实上,我们服用的大部分药物都是经过肝、肾代谢,体检前服用药物可能也会影响检验结果的准确性和可靠性。体检前的药物管理非常重要,需要根据自身服药情况和检查项目的不同类别进行适当的停药选择。

药物管理

一、常见药物对检验结果的影响

(一)抗菌药物

磺胺类药物和青霉素等,能增高血液中尿酸浓度。

(二)消炎止痛类药物

阿司匹林和布洛芬等,能增高尿液中的胆红素和血液中的淀粉酶。

(三)抗癌化疗药物

化疗药物可导致血液中红细胞、白细胞、血小板等数量减少以及肝功能改变,血脂升高。

（四）激素类药物

激素类药物可导致人体血脂水平异常，降低葡萄糖耐量，易误诊为糖尿病。

（五）利尿类药物

利尿剂会导致电解质紊乱，出现低血容量以及低钾血症。

（六）抗凝类药物

部分抗凝药会引起甘油三酯显著降低，如肝素。

（七）抗帕金森病药物

抗帕金森病药物可使尿中酮体的显色异常，掩盖原来的反应。

如果体检者正在服用以上药物，需要在体检前与医生进行详细的沟通。部分药物需在体检前48小时停用或选择其他药物代替，以保证体检结果的有效性及准确性。

二 特殊人群体检前的药物管理

（一）高血压人群

高血压患者需要每日规律服降压药以保持血压稳定，贸然停药或推迟服药会引起血压不稳定，容易诱发心脑血管意外事件，所以高血压患者可以按往常服用药物后再进行体检。有些人担心服药后会对检查结果有影响，其实少量的白开水送服药物对体检结果是没有影响的。

（二）糖尿病人群

糖尿病患者在体检前几日应正常服用降糖药或注射胰岛素。在体检当天，建议停用降糖药或胰岛素，并尽快完成空腹检查项目。需要注意的是，有些体检者为了评估血糖控制情况，会提前几日停用降糖药，这是不可取的，容易引起高血糖危象。

三 特殊检查前的药物管理

（一）¹³C/¹⁴C 呼气试验

如果在呼气试验检测前2周内服用了质子泵抑制剂（PPI，拉唑类胃药）或检测前4周内服用了铋剂、抗生素（包括具有抗菌作用的中药），则可能会降低对活动性幽门螺杆菌感染检测的敏感性。应在呼气试验检测前2周停用质子泵抑制剂，前4周停用铋剂、抗生素。如果是治疗后复查，应在完成铋剂和（或）抗生素治疗后至少4周再进行复检。

（二）胃肠镜检查

胃肠镜检查时，往往会对胃肠组织进行活检。长期口服阿司匹林、氯吡格雷、华法林等药物的患者，请提前告知医护人员，必要时需停药1周后再行胃肠镜检查。

（潘健将）

第四节　体检前的知晓事项

健康体检是通过医学手段了解当前身体健康状况,有助于实现疾病的早发现、早诊断、早治疗。如果体检前出现饮食不均、紧张焦虑等情况,可能会影响体检结果。体检前需要做好哪些准备呢? 本节将为您仔细讲解。

一 体检着装要求

体检时不要穿过于复杂的服装,应以宽松、方便穿脱的衣物为主,女性不要穿连衣裙、连裤袜等,男性不要打领带,以防造成麻烦;体检当天不宜化浓妆,以免对体检造成干扰;不宜佩戴隐形眼镜,可改用易于摘戴的框式眼镜;体检当天不宜佩戴金属饰品,避免遗失或对影像学检查形成伪影干扰。

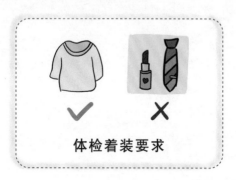

体检着装要求

二 体检前饮食准备

在体检前一晚不宜饮酒和大量吸烟,避免引起心率显著加快,导致血压波动;另外,大量饮酒对生化指标有干扰;在体检前3天开始避免食用动物内脏及深色食物,避免食用高油脂、高糖、高盐食物,以免对血液及大便检查结果造成干扰;对于要做肠镜的体检者,体检前1周开始进食易消化食物,便于肠道准备工作;做胃肠镜当天不宜进食,需禁水至少4小时;在体检前一晚10时后开始禁食,体检当天不要进食早餐,需服用高血压药的体检者可少量饮水送服。

三 特殊人群注意事项

(一)经期女性

女性体检最好避开月经期,经期不能做妇科检查;女性在月经期其血沉、红细胞计数有所改变,经期留取尿液也容易混入阴道分泌物,影响结果的判定。

(二)备孕人群

备孕人群在体检时不做有放射性的检查,例如X线、CT及尿素呼气试验。

(三)糖尿病人群

糖尿病患者由于较长时间的禁食禁水及体检时的活动容易造成低血糖。因此,患糖尿病的体检者应首先进行需要空腹检查的项目,同时随身携带巧克力、方糖等升血糖快的食物,以防出现低血糖,保证安全。

四 其他准备

(一)心理准备

健康体检的目的是在身体疾病尚未有症状时提早发现,并进行早期干预和治疗,将疾病的危害降到最小。所以体检前首先要保持平和的心态,做到精神放松,不必对体检有抗拒心理。

(二)运动准备

体检前几天不宜剧烈运动,骤然剧烈运动会导致身体某些指标发生变化,例如肌酸激酶、肌酐等,从而不能反映出身体的真实情况。

(三)出行准备

做好出行规划,体检前一晚要确定好体检场所的准确位置。另外,医院的体检中心大多位于市中心,院内停车位少,停车时间长,推荐乘坐公共交通工具前往。

(潘健将)

第二章

不同年龄人群体检指导

第一节　婴幼儿体检

婴儿是指1岁以内的小儿,幼儿是指1~3岁的小儿,是成长最关键的时期之一。在这个时期,婴幼儿生理、心理和大脑迅速发育,行为方式开始目标取向,语言能力开始快速发展。

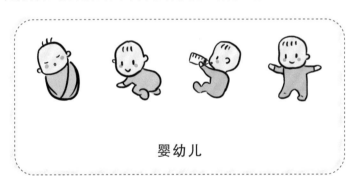

婴幼儿

一　婴幼儿生长发育的特点

(一)发育速度

婴儿出生后第1年为第一个生长高峰,其中体重和身高在出生3个月内增加很快,第2年以后生长速度逐渐减慢。

（二）发育顺序

婴幼儿生长发育按一定规律发展,一般由上到下、由近及远、由粗到细、由简单到复杂。婴幼儿时期神经系统发育较早,在出生后2年内脑发育较快,心、肝、肾、肌肉与体格生长平行发育。

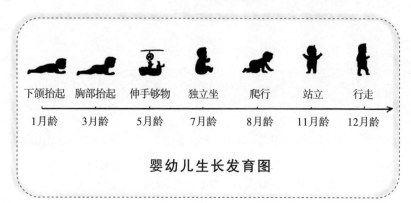

| 下颌抬起 | 胸部抬起 | 伸手够物 | 独立坐 | 爬行 | 站立 | 行走 |
| 1月龄 | 3月龄 | 5月龄 | 7月龄 | 8月龄 | 11月龄 | 12月龄 |

婴幼儿生长发育图

（三）发育特点

婴幼儿认识事物从看、听、感觉,逐渐发展到记忆、思维、分析和判断。

三、 婴幼儿常见的健康问题

婴幼儿时期是体格、运动、神经、心理与情感、视觉认知、语言发育发展的里程碑阶段。

婴幼儿生长发育危险信号见表2-1。

婴幼儿常见健康问题见表2-2。

表 2-1 婴幼儿生长发育危险信号

年龄	体格发育（包括自主神经系统稳定性，调节，睡眠，气质）	大运动（强度，协调）	精细运动	听力与语言	神经心理与情感	视觉与认知
出生后30天	· 出生后2周生理性体重下降之后，出生30天内体重仍未恢复 · 吸吮一吞咽协调差 · 喂养时呼吸急促 · 对外界刺激反应差 · 小阴茎，双侧或一侧睾丸未下降 · 外生殖器分辨不清	· 肢体运动不对称 · 肌张力高或低 · 原始反射不对称	/	· 对声音反应差，语音不能使其安静 · 尖声哭叫	· 易激惹 · 状态转移差	· 玩偶样眼 · 对红色无反应 · 警觉状态差
3月龄	· 体重增长不足 · 头围增长<2个标准差或不增 · 难抚养：持续吸吮一吞咽问题 · 睡眠清醒周期紊乱	· 肢体运动不对称 · 肌张力高或低 · 抬头差	· 无手一口活动 · 进食时间>45秒	· 不能转向声源 · 不能发声	· 无逗笑 · 孤僻或情绪低落 · 缺乏对视	· 无视觉追踪 · 不能注视人脸或物
6月龄	· 体重增长<2倍出生体重 · 头围不增 · 持续喂养或睡眠问题 · 难以自我安定	· 原始反射仍存在 · 不能靠坐 · 拉坐头后仰	· 不能抓物、握物	· 无咿呀发音 · 对声音无反应	· 不笑或"庄重"样 · 对游戏无反应 · 缺乏对视	· 无警觉 · 不看抚养人

续表

年龄	体格发育（包括自主神经系统稳定性,调节,睡眠,气质）	大运动（强度,协调）	精细运动	听力与语言	神经心理与情感	视觉与认知
12月龄	·体重或身高向上或向下超过2条主百分位线 ·睡眠—清醒周期紊乱 ·难以与家长分离	·不能自己坐 ·不能帮扶站立 ·不能自己爬 ·不能扶着周围物体取物	·不能自己喂食或喝水 ·不能一只玩具手拿或换手	·不能辨别声源 ·不能模仿声音 ·不能使用肢体语言	·对游戏无反应 ·对读书或相互活动无反应 ·孤僻或"庄重"样 ·缺乏对视	·不能用眼跟随活动的物体
2岁	·体重增长<4倍出生体重 ·体重或身高向上或向下超过2条主百分位线 ·睡眠无规律 ·夜醒频繁,不能自己再入睡	·不会玩象征性游戏 ·不能玩平行游戏 ·表现破坏性行为 ·总是依赖母亲	/	·不会2个词的短语 ·非交流语言（模仿语言,生僻短语） ·不能指出5张图片 ·不能说出身体部位 ·10次以上中耳炎	·不能搭4~5块积木 ·仿食糊状食物 ·不能模仿乱画 ·不能扔小丸在瓶	·下楼需扶 ·步态蹒跚 ·持续足尖走
3岁	·如厕训练问题 ·自己不能安定 ·体重或身高向上或向下超过2条主百分位线 ·身高增长<5cm/年	·不能自己穿衣 ·不能理解顺序 ·不会玩扮演游戏	/	·不能说出自己的名字 ·不能配2种颜色 ·不会用复数 ·不会讲故事 ·辅音不清楚	·不能搭10块积木 ·拿握笔 ·不能画圆圈	·不能单站1秒 ·跑时足尖向内,常摔跤

表2-2 婴幼儿常见健康问题

健康问题	特点
营养障碍	营养缺乏主要表现为活动减少、精神较差、体重不增。营养过剩表现为体重增加、肥胖、血脂异常等
发育障碍	婴幼儿阶段出现障碍表现为运动、心理行为(包括认知、语言和言语、注意、记忆、思维、想象)以及情绪的异常
感染性疾病	婴幼儿免疫系统发育不完善,易被病原微生物入侵,造成呼吸道、消化道等部位感染,出现发热、咳嗽、腹痛、乏力、皮疹等
功能性问题	婴幼儿消化器官发育不成熟,出现吐奶、便秘、过度哭闹、腹胀、腹泻等
其他健康问题	睡眠问题与障碍、行为情绪障碍、孤独症

三 婴幼儿体检项目推荐

(一)常规检查

1.满月(出生后28～30天)体检项目

体重、身长、头围、体格检查(面色、皮肤、前囟、颈部包块、眼睛、耳、口腔、胸部、腹部、脐部、四肢、肛门和外生殖器等)。

2.出生后3、6、8、12、18、24、30月龄体检项目

除满月时检查项目外,增加血常规、发育评估等检查。

(二)基础检查

身高、体重、头围、胸围、眼、耳、鼻、头颅测量,听力、视力测定,口腔、咽喉、扁桃体、淋巴结检查,心肺听诊,腹部检查,脊椎、四肢检查,外生殖器检查,神经系统等检查。

(三)辅助检查

血常规、尿常规、大便常规及心电图等检查。

(四)生长检查

丹佛发育筛查测验、神经运动评估、生长指标及评估[包括骨

龄、齿龄、体重的年龄(age/W)、身长(高)的年龄(age/L或H),头围,生长水平评价,生长速度评价,体形匀称评价]、气质评定(气质评定量表及问卷)等检查。

(五)专项检查

0～36月龄的宝宝在生长过程中如出现常规检查异常或者出现表2-1危险信号,可以选择以下检查。

1.营养筛查

基础检查+生化五项(肝功能、肾功能、血糖、血脂、电解质)、铁蛋白、维生素D、微量元素及血铅、超声骨密度等筛查。

2.重大脏器筛查

基础检查+肿瘤标志物、乙肝三系、幽门螺杆菌抗体检测、重大脏器(心脏、肝脏、脾脏、胰腺、肾脏、肠系膜淋巴结等)超声检查,必要时胸片及胃肠道检查等。

3.免疫过敏筛查

基础检查+生化五项、免疫球蛋白+补体C3及过敏原等筛查。

4.骨关节与听力筛查

基础检查+髋关节超声(0～6月龄),必要时腕X线正位平片检查(排除佝偻病),自动性听力脑干诱发电位检查(0～6月龄)、声导抗、耳声发射检查等。

5.代谢检查

基础检查+生化五项、甲状腺功能、遗传代谢筛查、骨代谢指标、铁代谢指标等。

6.发育检查

儿童发育量表+适应性行为评定、语言能力评定、盖泽尔法等发育测试(高危儿筛查或发育筛查异常者)等。

主检医师说

1.正确掌握婴幼儿生长发育规律及特点,对评估生长发育情况非常重要。

2.通过筛查及时发现婴幼儿异常问题,尽早评估婴幼儿健康问题。

3.按不同阶段进行重要健康问题检查对保障婴幼儿身心健康很关键。

(肖禄华)

第二节　学龄前儿童体检

学龄前儿童是指已满3岁但尚未达到入学年龄的儿童。中国目前儿童的入学年龄规定为6岁，所以，3～6岁的儿童即为学龄前儿童。在这个时期，儿童脑功能

学龄前儿童

发育越来越完善，活动量越来越大，开始换牙，是幼儿个性形成的关键时期。

一　学龄前儿童生长发育特点

(一)生长发育特点

3～6岁学龄前儿童体重增加减慢，身高增长加快，四肢生长较躯干迅速。活动能力加强，智力发育迅速。在此期间乳牙出齐，开始换牙，咀嚼能力增强，消化吸收能力已基本接近成人，视力发育处于关键期。

(二)心理行为特点

神经系统较幼期得到了进一步的发展，动作的发育逐渐成熟，自控能力增强，意志发展加速，理解力逐渐增强，好奇、好模仿，可用语言表达自己的思维和感情。

二　学龄前儿童常见健康问题

3～6岁的幼儿在动作、认知能力、情感和意志、生活习惯、语言方面均有很大的发展，详见表2-3和表2-4。

表2-3 学龄前儿童生长、发育危险信号

年龄	体格发育（节律性、睡眠、气质）	神经心理与情感（强度、协调）	视觉与认知	大运动、语言与听力	精细运动（喂养、自我照顾能力）	体能与协调性
4岁	·拒绝按时就寝 ·行为问题：孤僻或活动过多 ·不愿大小便 ·体重或身高向上或向下超过2条主百分位线 ·身高增长<5cm/年	·不能遵守游戏规则 ·在家不听指令 ·虐待动物、朋友 ·对火感兴趣或玩火 ·恐惧或含羞	·不能数3个物品 ·不知道危险 ·判断能力差	·理解言语困难 ·理解介词困难 ·词汇少 ·说话不清楚	·缺乏自我生活能力（穿衣吃饭） ·不会扣扣子 ·不能画方形	·不能单足站4秒 ·不能双足交替上楼
5岁	·持续睡眠问题 ·夜惊恐 ·体重或身高向上或向下超过2条主百分位线 ·身高增长<5cm/年	·没有朋友 ·不愿意分享 ·虐待动物、朋友 ·对火感兴趣或受欺负 ·欺负或受欺负 ·经常斗殴 ·情绪低落、孤僻、沮丧	·不能数1~10 ·不知道颜色 ·难以完成3个指令	·说话不能完全被理解 ·不能区分1分、5分和10分硬币 ·语速、节律不正常	·不能模仿画人 ·画人无身体部分	·蹦跳困难

续表

年龄	体格发育(节律性、睡眠、气质)	神经心理与情感(强度、协调)	视觉与认知	大运动、语言与听力	精细运动(喂养、自我照顾能力)	体能与协调性
6岁	·体重或身高向上或向下超过2条主百分位线 ·身高增长<5cm/年 ·男童小阴茎	·与同伴关系问题 ·将自己锁在家 ·不会描述自己的优点 ·情感贫乏、孤僻、沮丧 ·虐待动物、朋友 ·对火或玩火感兴趣	·学习成绩问题 ·不能安静坐在教室里 ·不能说出自己的年龄 ·过多看电视 ·说不出自己的兴趣	·部分语言费解 ·不能读简单的短句 ·不能讲简单的故事	·不能模仿画人 ·不会拼写自己的名字 ·不能模仿画菱形、方形	·不能接住球 ·不能走直线

表2-4　学龄前儿童常见健康问题

健康问题	特点
心理问题 （焦虑、孤独、多动）	焦虑幼儿与依恋对象分离时,可出现食欲缺乏、胃肠功能紊乱、恶心、腹痛,夜间入睡困难、易惊醒、噩梦或梦魇等;孤独症儿童缺乏交流技巧,言语重复刻板、自言自语、语言内容单调,注意缺陷多动障碍持续存在,与年龄不相称的注意力不集中、多动/冲动症状,容易与人冲突、争吵、打架
生长发育迟缓	发育迟缓以语言、运动、认知、理解和社交障碍较为常见
感染性疾病	手足口病、麻疹、水痘、呼吸道感染等
耳鼻喉健康问题	听力下降、对声音反应迟钝、耳痛、耳胀;鼻痒、流涕、鼻塞、阵发性喷嚏;咽部不适、咽干、咽痒、刺激性咳嗽
屈光不正	屈光不正包括近视、远视和散光,其主要临床症状包括视力下降、视物模糊、复视、视疲劳
其他健康问题	喂养困难表现为挑食、食欲低下、恐惧进食及喂养互动不良

三、学龄前儿童体检项目推荐

（一）基础检查

1.全身一般检查

身高、体重、头围、胸围、眼、耳、鼻、头颅测量,视力、听力测定,口腔、牙齿、咽喉、扁桃体、淋巴结检查,心肺听诊,腹部检查,脊椎、四肢检查,外生殖器、神经系统等检查。

2.辅助检查

血常规、尿常规、大便常规＋虫卵计数＋隐血试验、心电图等检查。

3.生长检查

ASQ儿童发育筛查、神经运动评估、生长指标及评估[骨龄、齿龄、体重的年龄(age/W)、身长(高)的年龄(age/L),头围,生长水平评价,生长速度评价,体形匀称评价]、气质评定(气质评定量表、问卷)等评估。

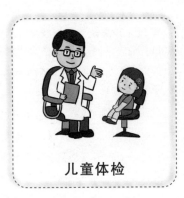

儿童体检

(二)专项检查

3～6岁学龄前儿童在生长发育过程中出现常规检查异常或者出现表2-3危险信号时可以选择以下检查。

1.营养筛查与骨健康筛查

基础检查＋生化五项(肝功能、肾功能、血糖、血脂、电解质)、铁蛋白、维生素 D、微量元素及血铅、超声骨密度、骨龄等检查。

2.重大脏器筛查

基础检查＋乙肝三系、铁蛋白、肿瘤标志物、幽门螺杆菌抗体、声导抗、重大脏器(心脏、肝脏、胰腺、脾脏、肾脏、肠系膜淋巴结)超声等检查,必要时胸片、胃肠镜等检查。

3.免疫过敏筛查

基础检查＋生化五项,免疫球蛋白＋补体 C3、C4,过敏原等检查。

4.代谢检查

基础检查＋生化五项、甲状腺功能、遗传代谢筛查、骨代谢指标、铁代谢指标等检查。

5.心理行为评估

Conners 儿童行为量表、CBCL 行为量表、心理行为评估、孤独症筛查、韦氏儿童智力量表、SNAP-Ⅳ量表等评估。

主检医师说

1.密切关注儿童在动作、认知能力、情感和意志、生活习惯、语言方面的发展情况。

2.通过筛查及时发现异常问题,尽早评估儿童健康问题。

3.按不同阶段进行健康体检,对儿童健康成长十分必要。

（肖禄华）

第三节　青少年体检

青少年时期包括少儿期（从入学到青春期开始，即从6～7岁至12～14岁）、青春期（女孩从11～12岁开始进入青春期，17～18岁发育结束；男孩从13～14岁进入青春期，18～20岁发育结束）。

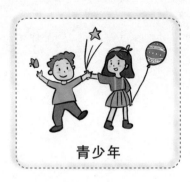

青少年

一　青少年生长发育特点

（一）生理发展特点

在青少年生长发育过程中，少儿期主要是体格的发育和精神的发育，随着年龄的增长，肌肉力量自然增长；骨关节中软骨成分较多，弹性较好；神经系统在7～8岁时已经接近成人水平；心脏发育和神经调节逐渐完善，新陈代谢旺盛；到青春期，性激素分泌增加，逐渐出现第二性征，生长发育再次加速。

（二）身体素质特点

青少年各个器官及系统都将迅速生长，身体素质发展加快，7～9岁进入柔韧体质的快速发展时期；7～13岁是灵敏协调能力的发展期；12～15岁及以后的青春期为专项力量发展期。在青少年时期更需要加强营养，促进正常发育，防止各种健康问题的出现。

（三）心理发展特点

青少年心理特点为较旺盛的精力和较低的心理调节能力,独立性和依赖性,自觉性和冲动性等交错产生,认知思维、自我意识、情绪情感等逐渐形成,但心理发育尚未成熟,到青春期可能存在逆反心理、人际交往障碍等心理行为问题。

二　青少年常见健康问题

青少年常见健康问题见表2-5。

表2-5　青少年常见健康问题

健康问题	特点
常见症状	发热、流涕、咳嗽、恶心、呕吐、腹泻、腹痛、头痛及青春痘等
营养代谢问题	营养缺乏或营养不良、体重下降及消瘦、体重超标及肥胖、血脂异常、性早熟、甲状腺功能减退、1型糖尿病等
感染性疾病	呼吸系统疾病包括上呼吸道感染、肺炎等;消化系统疾病包括急性胃肠炎等;传染性疾病包括青少年腮腺炎、水痘、沙眼等;寄生虫病包括蛔虫病、蛲虫病等
血液及免疫问题	贫血、肾炎、肾病及风湿热等
精神心理问题	睡眠障碍、行为情绪障碍、抑郁症、多动症及厌食症等
眼耳鼻喉问题	青少年近视、龋齿、鼻炎、鼻窦炎及中耳炎等
生长发育问题	生长迟缓、脊柱侧弯等
意外事件	外伤、食物中毒及骨折等

三　青少年体检项目推荐

（一）基础检查

1.常规检查

生长指标及评估、发育筛查,身高、体重、胸围、腰围、头颅测量,口腔、眼及视力、耳鼻咽喉、扁桃体、淋巴结检查,甲状腺检查、心肺检查、腹部检查、脊椎四肢检查、外生殖器检查、神经系统检查等。

2.辅助检查

血常规、尿常规、大便常规、生化(肝功能、肾功能、血糖、血脂、电解质等)、肝胆胰脾肾超声、心电图,必要时胸片等检查。

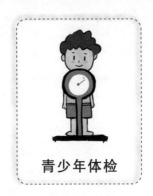

青少年体检

(二)专项检查

1.营养筛查与骨健康筛查

血电解质、铁蛋白、维生素D、微量元素及血铅、超声骨密度、骨龄、齿龄等检查。

2.专项问题及重要脏器筛查

乙肝三系或丙肝筛查、铁蛋白、肿瘤标志物、甲状腺功能、幽门螺杆菌、重要脏器(心脏、肝胆胰脾肾、甲状腺、生殖系统及肠系膜淋巴结)超声等检查,必要时胃肠镜、胸片及脊柱影像等检查。

3.免疫及过敏相关筛查

抗核抗体、补体C3和C4、免疫球蛋白、过敏原全套(包括食入、吸入)等筛查。

4.智力心理检查

智力测定主要包括韦氏儿童智力量表;心理功能检查主要包

括焦虑、抑郁、睡眠障碍及多动症的评估量表等检查。

主检医师说

1.密切关注及评估青少年生长发育、心理健康、情感和意志等情况。

2.通过筛查及时发现青少年异常问题,尽早评估健康状况。

3.应根据青少年期常见健康问题进行进一步专科检查。

（朱文华）

第四节　青年人体检

青年阶段一般定义为20~40岁。青年阶段是人生的重要阶段,这阶段人群心理和生理功能逐渐成熟。由于面对较多的家庭和社会压力,心理健康问题在这一时期较为突出;同时受不健康的生活方式和遗传因素的影响,青年人群也可能面临多种疾病的威胁。

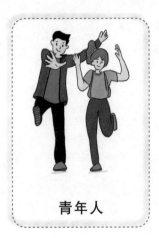

青年人

一、青年人生长发育特点

青年阶段,身体的各个系统(包括心血管、呼吸、消化道、泌尿、生殖、神经、内分泌、肌肉骨骼系统等)功能逐渐成熟,主要表现为身高、脉搏、血压和肺活量等都趋于稳定,胃容量得到有效的扩大,脑的形态和功能都已成熟,运动能力显著增强,内分泌旺盛,性功能完善,交际范围扩大,情感变得丰富。

二° 青年人常见健康问题

青年人常见健康问题见表2-6。

表2-6 青年人常见健康问题

健康问题	特点
颈椎病/腰椎病	·病因:久坐久站、长时间伏案工作、低头使用手机等 ·主要症状:颈痛发僵(伴肩痛)、上肢放射痛、双手麻木、下肢无力、头痛、头晕、腰痛、腰部无力及放射性腿痛等
心理健康问题	·病因:人际关系、学习、恋爱、职业发展、性及情绪等方面压力 ·主要心理问题:抑郁症、焦虑障碍、双相情感障碍等
睡眠障碍	·病因:不良睡眠习惯,精神压力,酒精及咖啡因饮料等 ·表现:入睡困难、多梦、早醒、注意力不集中、头痛及乏力等 ·危害:注意力不集中、头痛、乏力、恶心及呕吐等
吸烟和酗酒	·吸烟的危害:诱发肺部疾病、心脑血管疾病及骨质疏松等 ·酗酒的危害:损伤胃、肠、心脏、肝脏及大脑等
传染性疾病	·常见疾病:艾滋病、梅毒、结核病、肝炎、淋病、尖锐湿疣、生殖器疱疹及生殖道沙眼衣原体感染等 ·主要传播途径:性传播、血液传播及呼吸道传播等
心血管代谢性疾病	·病因:不良生活习惯、遗传因素等 ·常见疾病:肥胖、高脂血症、糖尿病、高尿酸血症/痛风、高血压、冠心病及脑卒中等
恶性肿瘤	·常见恶性肿瘤:乳腺癌、宫颈癌、淋巴瘤、甲状腺癌、结肠癌、恶性黑色素瘤等 ·青年人群发生的肿瘤往往恶性程度高,治疗效果差

三. 青年人体检项目推荐 ————————

（一）基础评估

体重指数、血压、脉搏、腰围、臀围、内科、外科、眼科、耳鼻喉科、口腔科、妇科、血常规、尿常规、大便常规及隐血、空腹血糖、血脂、尿酸、肝功能、肾功能、甲状腺功能、心电图、胸部 X 片、肝胆脾胰肾彩色超声。

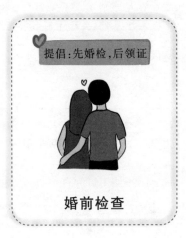

婚前检查

（二）相关问题评估

存在某些疾病或有罹患疾病的危险因素，如有代谢性疾病、心脑血管疾病、肿瘤、精神疾病的家族史，或者心理压力大、传染病暴露高危等情况，可以根据情况进一步评估。

1.心理健康评估

（1）抑郁症：抑郁自评量表、汉密尔顿抑郁量表等。

（2）焦虑症：焦虑自评量表、交往焦虑量表等。

（3）双相情感障碍：汉密尔顿抑郁量表、躁狂评定量表等。

2.传染性疾病筛查

乙肝五项、丙肝抗体、戊肝抗体、梅毒螺旋体抗体及艾滋病病毒抗体检查;妇科(男科)专科生殖道分泌物涂片及培养;人乳头状瘤病毒检测(HPV)、单纯疱疹病毒抗原测定、支原体及衣原体培养等检查。

3.血管健康相关筛查

同型半胱氨酸测定、脉搏波传导速度(pulse wave velocity, PWV)检测、踝肱指数(ankle brachial index, ABI)测定、颈动脉超声、下肢血管超声、心脏超声及颅内多普勒超声等检查,必要时进行冠状动脉CT检查及头颅MRA等检查。

4.运动系统疾病检查

运动系统相关体格检查、关节影像检测(X片、超声、CT、MRI)、脊柱影像学检查(X片、CT、MRI)等检查。

5.重要脏器疾病及肿瘤筛查

肿瘤标志物筛查、甲状腺超声、乳腺超声、泌尿系统超声、肾上腺超声、妇科超声(女性)、宫颈脱落细胞学检查(thinprep cytologic test, TCT)、宫颈人乳头状瘤病毒(human papillomavirus, HPV)检测、胸部CT、腹部超声/CT/MRI、胃镜、肠镜等检查。

(三)婚检检查项目

1.病史询问

双方是否存在血缘关系、病史(如性病、传染病、精神疾病等)、服药史、个人生活史、女性月经史及男性遗精情况、家族遗传性疾病史、再婚者询问婚育史。

2.体格检查

一般全身体格检查(全科)、生殖器检查。

3.辅助检查

血常规、尿常规、胸片、血型、血清转氨酶、乙肝表面抗原、艾滋病筛查、梅毒筛查、阴道分泌物滴虫及霉菌检查(女性)、精液常规(男性)。

> **主检医师说**
>
> 　　1.青年阶段是人生的重要阶段,身体各系统在这一阶段逐渐成熟稳定。
>
> 　　2.青年人群需要在生活中关注自身健康问题,定期进行健康体检。
>
> 　　3.青年人群要重视婚检,尽早发现问题,保障夫妻之间的健康。

（高　明）

第五节 中年人体检

根据世界卫生组织年龄划分标准,41～59岁为中年人。此阶段人群人生阅历丰富,财富与社会经验均具有一定积累,然而人体的生理机能却开始逐渐下降。

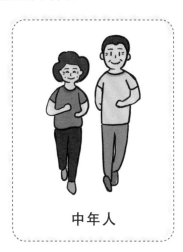

中年人

中年人身体状况特点

(一)生理改变

中年人一般指41～59岁的人群,在这个阶段,身体的各项功能开始逐渐老化,无论男性还是女性,体内的性激素分泌不断减少,男性的睾丸功能和女性的子宫、卵巢功能也在慢慢衰退。

(二)心理状况

大多数人因伴随着躯体功能的下降而开始产生情绪改变,加上工作与精神压力增大,部分中年人可发生抑郁或焦虑等问题。

二 中年人常见健康问题

人到中年,生理机能日益下降,精力也逐渐衰退,部分疾病也随之而来。中年人常见的健康问题见表2-7。

表2-7　中年人常见健康问题

健康问题分类	主要健康问题举例
心脑血管系统	高血压、动脉硬化,心律失常等
呼吸系统	呼吸道感染、肺功能下降、肺结节等
消化系统	消化不良、慢性胃炎、消化性溃疡、胆囊疾病、胃肠道息肉、肠功能紊乱等
内分泌系统	糖耐量异常、高血糖、肥胖、高脂血症、高尿酸血症、甲状腺病变等
泌尿生殖系统	尿路感染、泌尿道结石、肾囊肿、前列腺病变、女性月经紊乱,子宫、附件及宫颈病变等
免疫系统	免疫力下降或免疫功能异常等
骨骼肌肉系统	骨质疏松、关节疼痛、颈椎病、腰椎间盘突出症等
精神神经系统	焦虑、抑郁、失眠、记忆力减退及注意力不集中等
乳腺	男性乳房发育、女性乳腺小叶增生、乳房结节
盆底功能障碍	女性压力性尿失禁、盆腔器官脱垂等

三 中年人体检项目推荐

（一）基础检查

血压、脉搏、身高、体重、腰围等测量,内科、外科、耳鼻喉科、眼科、口腔科等检查。

血尿粪常规、肝肾功能、血糖、血脂、尿酸、电解质、甲状腺功能、心电图、胸片或胸部CT、腹部超声等。

（二）心脑血管检查

同型半胱氨酸检查、动脉硬化早期测定、脑血管多普勒、双侧颈动脉超声、心超，必要时平板运动试验、冠状动脉CT检查、头颅MRA等。

（三）肿瘤筛查

甲胎蛋白（AFP）、癌胚抗原（CEA）、糖链抗原199（CA199）、鳞状细胞癌抗原（SCC）、神经元烯醇化酶（NSE）、细胞角蛋白19片段（Cyfra21-1）、糖链抗原724（CA724）、糖链抗原50（CA50）、糖链抗原125（CA125）（女）/前列腺特异性抗原（TPSA）及游离前列腺特异性抗原（Free-PSA）（男）、EB病毒抗体、胃蛋白酶原Ⅰ/Ⅱ检测及胃泌素释放肽前体测定等筛查。

（四）胃肠道病变检查

胃镜、肠镜、尿素呼气试验（^{13}C、^{14}C），必要时消化道造影检查等。

（五）营养代谢检查

人体成分测定、内脏脂肪测定、糖尿病早期风险筛查、B族维生素、维生素A、D、E、K检测、超声骨密度或双能X线等检查。

（六）免疫相关检查

免疫球蛋白、抗"O"、类风湿因子、血沉、抗核抗体谱等检查。

（七）心理问题检查

简易焦虑量表、简易抑郁量表、SCL-90检查及多导睡眠监测等。

（八）妇女专项

妇科常规检查（包括阴道、宫颈、宫体、白带常规检查等）、TCT检测、HPV检测、乳腺检查（乳腺超声或乳腺钼靶检查）、性激素检测、妇科超声等检查。

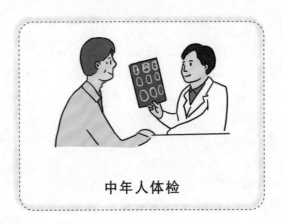

中年人体检

主检医师说

1.中年人的各项机能开始退化,尤其是生殖系统功能进入由盛转衰的过渡期并伴随着明显的心理改变。

2.中年人由于家庭与社会的双重压力,易同时合并多种症状或出现症状不典型的特点。

3.全面评估中年人的健康状况,改善不良主治方式,定期体检,对预防重大疾病,常见慢性病的发生至关重要。

(张俊璐)

第六节　老年人体检

根据对全球人口素质和平均寿命的测定,世界卫生组织划定60～74岁为年轻老人,75～89岁为老年人,90岁以上为长寿老年人。我国《老年人权益保障法》规定老年人的年龄起点标准是60周岁。根据第七次全国人口普查结果,我国60岁及以上老年人达2.6亿人,占总人口的18.70%,我国已经十分接近中度老龄化社会。

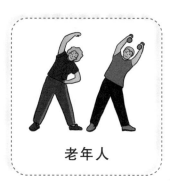

老年人

一、老年人身体状况特点

(一)外貌形体改变

毛发变白、脱落稀疏,皱纹增多、老年斑显现;牙龈萎缩、牙齿脱落;身高变矮、弯腰驼背、肌肉松弛、动作迟缓等。

(二)器官功能减退

新陈代谢降低,消化能力减退,肾小球滤过率及肾小管重吸收能力下降,心脏收缩能力减弱,性功能减退,视力和听力下降等。

(三)认知能力下降

老年人记忆、思维能力下降,学习速度缓慢,反应能力下降,思考能力降低,对新环境适应能力较低。

(四)社会心理改变

老年人收入减少或缺失,社交活动减少或缺乏,部分老年人存在家庭或亲情的丧失,由此逐渐出现社会孤独、人格特征和情感改变、精神行为障碍等。

二、老年人常见健康问题

老年人的健康问题主要集中在常见慢性疾病及其急性合并症,所患疾病涉及全身各个系统。此外,跌倒、药物不良反应、器官功能老化、高龄等均可导致急、慢性疾病的发生。根据老年病是否发生于成年人,可将老年病初步分为3类(见表2-8),老年人常见健康问题见表2-9。

表2-8 老年病的常见类型

老年疾病种类	特点	举例
老年共有疾病	老年人和成年人均可能患病但老年人多见	高血压、冠心病、脑血管病、糖尿病、肿瘤等
老年特有疾病	一般只发生在老年人群中的疾病	钙化性心脏瓣膜病、老年白内障、阿尔茨海默病等
老年特有症状	一般只发生在老年人群中的症状	跌倒、谵妄等

表2-9 老年人常见健康问题

老年人常见问题	相关疾病举例
心脑血管疾病	冠心病、脑卒中、外周动脉疾病等
肿瘤	淋巴瘤、白血病、肺癌、胃癌、食管癌、结肠癌、肝癌、宫颈癌、乳腺癌等
呼吸系统疾病	慢性阻塞性肺疾病、慢性支气管炎、肺炎、肺栓塞等
代谢性疾病	糖尿病、高脂血症、肥胖症、甲状腺病变等

续表

老年人常见问题	相关疾病举例
消化系统疾病	胃食管反流病、功能性消化不良、慢性萎缩性胃炎、便秘、结肠息肉、缺血性肠病等
骨关节肌肉疾病	骨关节炎、颈椎病、腰椎间盘突出症、骨质疏松症、肌少症等
泌尿生殖系统疾病	老年性阴道炎、前列腺增生、泌尿系感染、慢性肾脏病等
风湿免疫系统疾病	类风湿关节炎、风湿性多肌痛、血管炎等
眼耳鼻喉口腔疾病	白内障、老视、老年性耳鸣/耳聋、牙周病、牙体疾病等
睡眠、认知、心理疾病	睡眠障碍、睡眠呼吸暂停、阿尔茨海默病、帕金森病、老年焦虑/抑郁等
营养、机体功能障碍	贫血、维生素缺乏、老年衰弱等

三　老年人疾病特点

(一)多病共存

一种是相互关联的疾病共存,如肥胖、糖尿病、高血压等疾病引起动脉粥样硬化,最终导致心、脑、肾等主要器官损害;另一种是无关联的疾病共存,如高血压、肺癌、反流性食管炎、前列腺增生等。

(二)临床表现不典型

老年人因衰老、病残、共病等,使得疾病应有的症状不出现或者表现轻微,主观感觉与客观体征不一致,易发生误诊、漏诊。如老年肺炎仅表现为乏力而无咳嗽、咳痰等呼吸道症状。

(三)易出现多脏器病变

老年人尤其是高龄老人脏器功能都处于正常边缘状态,稍有应激就会出现脏器功能失代偿,甚至危险状态。

四 老年人体检项目推荐

(一)基础检查

血尿粪常规、肝肾功能、血糖、血脂、尿酸、电解质、心电图、胸部CT、腹部超声,耳鼻喉科、眼科、口腔科、内科、外科等检查。

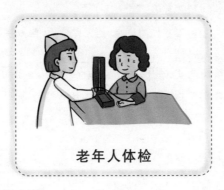

老年人体检

(二)心脑血管检查

颈动脉彩超、心脏彩超、动态心电图、冠脉CT、颅脑MR/CT、头颅MRA、经颅彩色多普勒、下肢动脉彩超、肾动脉彩超、睡眠呼吸监测等。

(三)肿瘤筛查

肿瘤标志物,如甲胎蛋白(AFP)、癌胚抗原(CEA)、糖链抗原199(CA199)、鳞状细胞癌抗原(SCC)、神经元烯醇化酶(NSE)、细胞角蛋白19片段(Cyfra21-1)、糖链抗原724(CA724)、糖链抗原50(CA-50)、糖链抗原125(CA125)(女)/前列腺特异性抗原(TPSA)及游离前列腺特异性抗原(Free-PSA)(男),胃肠镜,胸部CT,腹部增强CT,必要时查PET-CT等。

(四)骨质疏松检查

骨密度(双能X线)检查、骨代谢指标(骨钙素、总Ⅰ型胶原氨基酸延长肽、β-胶原特殊序列)检测等。

（五）精神状态量表

Zung焦虑/抑郁自评量表、汉密尔顿焦虑/抑郁量表、90项症状自评问卷、睡眠质量指数评定量表等。

（六）生活能力评估量表

日常生活活动能力评定量表、工具性日常生活活动能力评定量表、生活质量量表等。

（七）认知能力评估

蒙特利尔认知评估量表等。

主检医师说

1.随着年龄的增长,老年人逐渐出现脏器功能减退、认知能力及抵抗能力下降等改变,并伴随着社会心理改变。

2.老年人所患疾病常常具有多病共存、临床症状不典型、易出现多脏器衰竭、治愈率低等特点。

3.全面评估老年人的健康状况、定期体检,对于预防重大疾病的发生至关重要。

（吴丽红）

第三章

不良生活习惯及特定人群体检指导

第一节 久坐族

生活中,越来越多的人可以划分到久坐族的行列里。通常我们认为久坐是指一直坐着超过数个小时。但这种理解不太对,实际上我们"久坐"的时长,恐怕要比想象中更长。根据世界卫生组织在2020年发布的《身体活动和久坐行为指南》中的定义,久坐是指在教育或工作场所、家庭、社区或交通工具中处于清醒坐姿或躺姿的低能耗行为。久坐造成的身体危害往往不会在短时间显现,也因此容易被我们所忽略。

一、久坐族的哪些行为是低能耗行为?

根据世界卫生组织的定义,低能耗行为具体指在清醒状态下,以坐姿、斜躺或卧姿状态下能量消耗≤1.5MET(梅托)的行为。

生活中,能量消耗小于1.5MET的行为其实有很多,比如坐着或躺着看电视,坐着打游戏,伏案阅读或写字,乘坐汽车,站着或坐着打电话等。据调查研究报道,成人中习惯久坐或活动极少的人群比例高达60%~85%。

【小知识】MET(metabolic equivalent of energy)指能量代谢当量,音译为梅托,是以安静、坐位时的能量消耗为基础,表达各种活动时相对能量代谢水平的常用指标。每公斤体重从事1分钟活动，消耗3.5ml的氧气，这样的运动强度为1MET。1MET的活动强度只比健康成年人的基础代谢稍高一些，相当于健康成年人安静坐着时的代谢水平。

二。 哪些职业人群容易成为久坐族？

长时间面对电脑，长时间开车，长时间看电视……长时间久坐成了现在很多人的生活常态，久坐族群体日益庞大。久坐族几乎涵盖了所有年龄层和大部分职业人群，其中以学生、公司白领、程序员、司机，以及长期接触电子数码产品的群体为主要代表。

三。 久坐对身体健康有哪些危害？

也许久坐一天或者一个月，不会产生明显的危害，但长年累月的久坐将严重影响健康。世界卫生组织有关行为危险因素研究表明，久坐是导致死亡和残疾的十大原因之一，可增加几乎所有疾病的死亡风险。

久坐对身体的危害主要是：增加心脑血管疾病死亡率；增加慢性病的患病风险，例如肥胖症、高血压、2型糖尿病等；增加特定部位肿瘤的患病风险，例如结肠癌、胆囊癌和乳腺癌；增加抑郁和焦虑的患病风险；增加骨骼肌肉疾病的患病风险，例如骨质疏松、肌少症。

【小知识】需要注意的是，若长时间久坐后突然出现下肢酸痛或水肿，特别是恶性肿瘤患者、骨折卧床患者、静脉曲张患者和孕产妇等，要警惕深静脉血栓的形成。若出现上述症状，不应按摩和挤压腿部肌肉，而是应该尽快前往医院就诊。

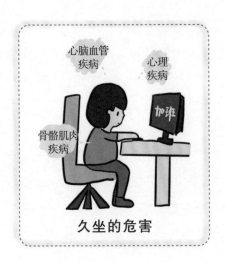

久坐的危害

四 久坐族推荐哪些检查项目？

(一)青少年久坐族

对于青少年久坐族,体检时要关注其生长发育情况,重点筛查以下项目。

(1)骨龄 X 片。

(2)功能性动作筛查,包括深蹲、跨栏驾步、直线弓步蹲、肩关节灵活性、主动直膝抬腿、躯干稳定俯卧撑、旋转稳定性。

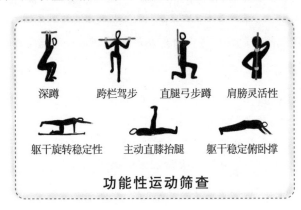

功能性运动筛查

(二)成年人久坐族

1.慢性病筛查

(1)肥胖症:体重、腰(臀)围、内脏脂肪含量、人体成分分析。

(2)高血压:随机血压、24小时动态血压。

(3)糖尿病:空腹血糖、餐后2小时血糖、糖化血红蛋白。

2.心血管疾病筛查

心电图、心脏超声。

3.特定部位肿瘤筛查

(1)结肠癌:肠镜检查。

(2)胆囊癌:腹部B超或CT检查。

(3)乳腺癌:乳腺超声及钼靶检查。

4.焦虑和抑郁筛查

焦虑自评量表(附件1)和抑郁自评量表(附件2)。

5.下肢血管情况评估

超声检查可以评估下肢血管的病变情况。

6.骨骼和肌肉情况评估

推荐双能X线骨密度仪评估骨密度水平和骨骼肌质量。腰椎病首先选用腰椎X线评估,必要时行腰椎MRI评估。

主检医师说

1.久坐是日常生活中容易被忽视的不良生活习惯,对身体的危害巨大。

2.要避免久坐,有效的运动可以抵抗久坐的危害,千万不要"坐以待病"。

3.青少年久坐族与成年人久坐族有不同的检查项目,体检前需综合评估。

(潘健将)

第二节　低头族

低头族,英文 Phubbing,是 phone(电话)和 snubbing(冷落)两个词的合成词,形容只顾低头看手机或屏幕而冷落面前亲友的人,低着头是他们共同的特征。长年累月的低头习惯会对人们的健康造成极大的危害。近些年,随着我国城市化进程加快,在现代社会生活中,我们正在走入一个"陌生化"的社会,人和人的面对面交流减少。社交网络的普及,是"低头族"出现的重要原因。

一 低头族里是否也有你的身影?

随着移动网络和智能手机的高度普及,越来越多的人开始接触和使用智能手机。《2021 年中国互联网络发展状况统计报告》显示:截至 2021 年 6 月,我国手机网民规模达 10.07 亿,使用手机上网的比例为 99.6%,人均每周上网时间达 26.9 小时,过长的手机上网时间也导致"低头"的问题日益突出。智能手机的普及在为我们工作和生活带来便利的同时,也引发了一个常见的社会现象。

二 长时间低头对身体有哪些危害?

(一)对颈椎的伤害

低头会导致颈椎受到的压力激增,颈部的弯曲角度越大,颈椎承重也就越大。日常生活中低头的角度达 45°～60°时,颈椎就要承受 22～27kg 的重量。

(二)对视力的伤害

长时间盯住屏幕的光点,会导致聚焦的眼部肌肉群过长时间使用而无法放松,引发眼部肌肉疲劳,最终将导致视力下降。尤其在昏暗的环境下长时间玩手机,更容易导致近视,严重的会诱发干眼症、白内障、青光眼、视网膜病变等疾病,甚至导致眼睛永久性伤害。

(三)对睡眠的影响

电子屏幕主要释放的是高频蓝光,它会严重影响人的昼夜节律,损害正常的睡眠。

(四)手机依赖症

根据微软的报告,约有77%的青年人(18~24岁)在做任何事之前,会先伸手寻找自己的手机;接近60%的受试者承认,如果超过半小时不能上网浏览,他们就会烦躁不安,无法集中注意力,这些都是手机依赖症的表现。

(五)其他伤害

低头时头部前倾,会缩短脖子的肌肉,增加脸颊部位受到的地心引力,导致下颌松垂、脸颊下垂、皱纹。另外,只顾低着头看手机而无法关注周边环境的安全,可能会引起跌倒等意外事件。

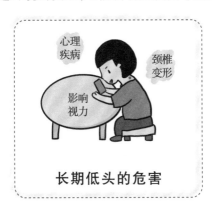

长期低头的危害

三 哪些行为对低头族有好处?

请坚持正确的姿势,腰背挺直,将手机举起与眼睛的高度一致,视线与手机屏幕垂直,下巴不低垂也不仰起,眼睛与手机之间的距离保持在30cm左右;适时放下手机,看屏幕半小时左右后,可以做眼保健操,帮助缓解眼睛疲劳;不在光线不足的地方看屏幕;低头工作1小时左右后,改变一下体位,可做旋转颈部的运动以加强颈背肌肉的力量。

（四）低头族推荐哪些检查项目？

（一）眼睛的检查

视力检查,眼底、眼压检查。

（二）颈椎病的筛查

颈椎影像学检查如颈椎X线、颈椎CT或颈椎MR,四肢肌电图。

（三）精神心理健康评估

焦虑、抑郁量表筛查(详见附件1焦虑自评量表和附件2抑郁自评量表),睡眠质量评估。

主检医师说

1.千万不要对手机屏幕"俯首称臣",抬起头来发现美好的世界。

2.坚持正确的姿势可减少低头带来的伤害。

3.长时间的低头动作会对颈椎造成伤害,严重者需要手术治疗。

（李　力）

第三节　熬夜族

熬夜族,也叫夜猫族,是当下非常流行的族群,指的是即便有时间睡、可以睡着也坚决不睡的人。睡眠时间不够、睡眠质量不佳以及睡眠不规律、睡眠拖延行为都是"熬夜"的表现。熬夜正逐渐成为一些人时髦的生活常态,却是一种不健康的生活方式。

一 中国人睡眠现状如何?

据世界卫生组织的调查,世界上27%的人有睡眠问题。2020年中国《睡眠调查报告》显示:中国人越睡越晚,平均睡眠时间为6.8小时。《中国睡眠研究报告(2022)》则显示:中国居民每天平均睡眠时长逐年缩短,睡眠质量下降,51.6%的人有睡眠拖延的行为。所以,中国人睡眠情况日益严峻。

二 长期熬夜会给身体带来哪些危害?

《黄帝内经》提到"子时入睡",即23:00—凌晨1:00进入深度睡眠最为合适,此时身体各个器官进入自我修复阶段,若长期熬夜会对多个系统造成损害。

（一）心脑血管系统

长期熬夜会激活肾素-血管紧张素-醛固酮系统,导致血压升高,诱发心脑血管疾病;熬夜可致交感神经过度兴奋,从而导致心率加快、心脏耗氧量增多,增加猝死的风险。

（二）消化系统

长期熬夜后,肝脏、胃肠道得不到修复,会导致人体出现肝细胞受损和胃肠功能紊乱的症状。

（三）内分泌系统

长期熬夜可导致激素分泌紊乱，容易出现超重或肥胖；熬夜影响正常免疫功能，导致机体抵抗力下降，增加过敏和自身免疫性疾病的发生风险。

（四）神经精神系统

熬夜后睡眠不足，大脑相对缺血、缺氧，长时间熬夜会导致人体出现记忆力和注意力下降的症状，甚至导致精神情绪异常。

（五）皮　肤

熬夜使皮肤细胞的再生和调节变得不稳定，容易导致黑眼圈、皮肤光泽度下降、皮肤松弛显老、毛孔粗大、脱发等。

（六）患癌风险增加

熬夜族肿瘤的患病风险显著增加。2017 年，世界卫生组织将熬夜的致癌性列为 2A 级，即对人类致癌的可能性较高。

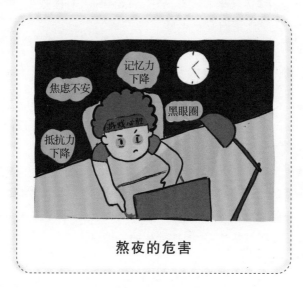

熬夜的危害

三　熬夜的"梗"你为什么过不去？

明明知道熬夜对身体不好，但还是会熬夜，这个"梗"为什么过不去？《睡眠调查报告》的调查结果显示，熬夜的常见原因有以下几种：释放压力；白天受束缚，夜间充分利用时间去释放被压抑的欲望，是造成年轻人晚睡的心理动机；线上休闲方式的流行，成为更多人熬夜消磨时间的选择；被迫式熬夜，白天的工作或学习做不完，只能夜晚接着做。

四　熬夜后补觉能补回来吗？

很多人认为熬夜后补觉能"补"回来，但是补觉并不能减少熬夜对身体的伤害。因为在人造光源和自然光源的双重影响下，人很容易出现昼夜节律紊乱，从而破坏生物钟，引起一系列健康问题。长期熬夜对我们健康无益，应该尽量避免。我们平常应保证规律作息，每天睡眠时间保持在7～8小时。

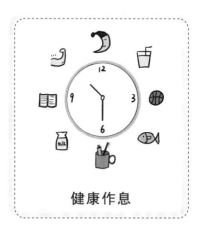

健康作息

五 熬夜族推荐哪些检查项目？

（一）体格检查

体重、体重指数、血压、心率、视力。

（二）血液检查

肝肾功能、血糖、血脂、血尿酸、甲状腺功能、性激素六项、肿瘤标志物。

（三）其他检查

心电图、腹部B超、甲状腺B超、心脏彩超。

（四）睡眠质量评估

匹兹堡睡眠质量指数量表、睡眠评估量表。

（五）记忆力和精神心理评估

若出现记忆力下降或者情绪改变，可进行焦虑、抑郁筛查，MMSE量表测试（详见附件量表评估内容）。

> **主检医师说**
>
> 1.熬夜虽时髦，但并不可取，熬夜造成的身体损伤是无法通过补觉恢复的。
>
> 2.树立健康睡眠的理念，保证规律作息，才能拥抱健康生活。
>
> 3.熬夜族需要尽早纠正不良睡眠习惯，避免给身体多个系统造成损害。

（李　力）

第四节　烟酒族

烟酒族是指烟不离手、无法戒烟、经常或过量饮酒的一类人。《中国吸烟危害健康报告2020》显示,我国吸烟人数超过3亿,15岁及以上人群吸烟率为26.6%,其中男性吸烟率高达50.5%。喝酒长期以来都是中国人社交的主要方式之一,烟酒已成为中国人社交的重要物品,而烟酒族的增加也给个人和社会带来很多健康问题。

一、烟酒对健康的伤害都有哪些?

（一）吸烟的危害

烟草烟雾中含有69种已知的致癌物,这些致癌物最终可导致细胞癌变和多种恶性肿瘤的发生。研究显示,吸烟者罹患肺癌的风险是不吸烟者的10倍以上。吸烟量越大、年限越长、开始吸烟年龄越小,肺癌的患病风险越高。不吸烟者暴露于二手烟,同样会增加吸烟相关疾病的发生风险。

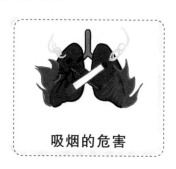

吸烟的危害

（二）酒精的危害

酒水进入人体以后,虽然大多数都会随着尿液排出,但是酒精的代谢会增加肝脏的负担,尤其是过量饮酒以后,肝脏代谢不堪重负,就会发生毒素堆积。饮酒会显著升高血压水平,增加脑卒中风险,饮酒量越多,高血压患病风险越高。过量饮酒还与其他多种疾病相关,如2型糖尿病、神经精神障碍疾病、肝硬化和急慢性胰腺炎、癌症等。

戒烟限酒会带来什么好处?

(一)戒烟带来的好处

戒烟12小时后,身体中一氧化碳含量便逐渐趋于平稳,血液携氧能力增加;戒烟2天后,嗅觉、味觉等感官逐渐恢复敏感性;戒烟9个月后,肺部纤毛将得到有效恢复;戒烟1年后,血管功能得到有效改善,心脏疾病患病风险大大降低;戒烟5年后,脑卒中概率会明显下降。因此要尽早戒烟,更好地保障自身身体健康。

(二)限酒带来的好处

限酒能降低心脑血管疾病的发生风险,减少肝硬化、急慢性胰腺炎等疾病的发生风险。不建议通过少量饮酒预防心血管病,饮酒不存在安全阈值。

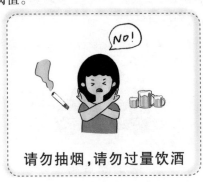

请勿抽烟,请勿过量饮酒

电子烟和红酒对健康无害吗?

(一)电子烟并不"安全"

电子烟的主要成分仍然是尼古丁,吸入电子烟会损伤血管内皮功能,加快血管硬化,增加心肌梗死的患病风险;长期使用电子烟也会增加慢性阻塞性肺疾病、肺癌、脑卒中等疾病的发生风险。国家卫生健康委员会发布的《中国吸烟危害健康报告2020》指出:电子烟不健康。

(二)红酒也含酒精,不宜多饮

《中国居民膳食指南(2016)》建议:成年男性每天摄入酒精<25g,成年女性<15g,或每周酒精摄入量≤100g。红酒也是酒,其中含有15%的酒精,所以红酒也不宜多饮。

四 烟酒族推荐哪些检查项目?

(一)体格检查

心率、血压、腰围、身高、体重。

(二)血液检查

血常规、肝肾功能、血脂、血糖、血尿酸、心肌酶、淀粉酶、糖化血红蛋白、维生素D等。

(三)影像学检查

消化系统B超、颈动脉彩超、胸部CT、心电图、肝脏瞬时弹性成像检测。

(四)其他检查

动脉硬化检测、骨密度、口腔科检查。

主检医师说

1.烟酒是重要的社交物品,但其带来的健康危害却不可忽视。

2.电子烟并不安全,红酒也不宜过量饮用。

3.戒烟限酒能有效降低心血管等多个系统疾病的患病风险。

(李 力)

第五节　外卖族

外卖族是指经常吃外卖的一群人。现如今,因为工作、学习繁忙或其他各种原因导致不能或不愿自己做饭吃的人越来越多,外卖族的队伍越来越庞大。《中国互联网络发展状况统计报告》显示,截至2021年6月,我国网上外卖用户规模达4.69亿,外卖族的增加引发了诸多的健康问题。

一 为什么外卖"更好吃"?

据调查报道,在消费者点外卖的主要考量因素中,55.8%将餐食口味放在第一位。为了让食物好吃,重口味是餐饮外卖的不二法则,高盐、高油、高糖和放入多种调料难以避免。在外卖排行榜上,麻辣烫、冒菜独占头把交椅,烧烤牢牢占据夜宵排行榜的第一名。这些都是重盐、重油的食物。

二 常吃外卖对健康的伤害有哪些?

把一日三餐托付给餐饮外卖,能吃出健康吗? 即便是经常点外卖的人也不会觉得长期吃外卖对健康有利。常吃外卖对健康主要有以下几个方面的影响。

(一)高盐、高油、高糖的危害

长期高盐、高油、高糖饮食会加速血管粥样硬化的形成,增加高血压、冠心病等心脑血管疾病发生风险,加重肾脏负担,影响肾脏功能,增加肥胖风险,加速身体衰老。

(二)维生素摄入不足,缺乏叶酸的危害

外卖通常荤素搭配不合理,缺乏纤维素、维生素C和B族维生素等营养成分,或因配送时间过长导致食物中的叶酸被破坏,从而增加口腔溃疡、皮肤粗糙、动脉硬化等的发病率。

（三）泡沫盒对身体的危害

白色泡沫饭盒多半是由发泡以后的聚氯乙烯制成，这种化学物质遇高温会释放出有毒物质渗入到食物中，进而对人体肝脏、肾脏及中枢神经系统等造成损害。

（四）对胃肠道的危害

外卖大多高油、高脂，经常吃外卖食物会引发胃炎、便秘等问题；如果外卖食品的原材料不新鲜，进食后还可能引起消化系统症状，比如恶心、腹泻、腹痛等。

高油高脂的食品

三　外卖怎么点更健康？

方便、快捷是外卖被选择的首要前提。如何更好地选择健康的外卖呢？以下这几个问题需要注意。

（一）选择合法正规的供餐单位订餐

点餐前认真查看第三方平台上的入网餐饮服务单位是否有营业执照、食品经营许可证或餐饮服务许可证。

（二）选择距离近的供餐单位订餐

距离近的供餐单位，可以减少送货时间，保证食物的口感，避免食物变质，减少污染的可能性。

(三)避免订购高风险食品

应避免选择冷菜、生食、冷加工糕点、预拌色拉、四季豆等高风险食品及法律法规禁止经营的食品。

(四)检查收到的食物

收到外卖食物后,第一时间检查包装有无破损,确认食物有无受到污染。

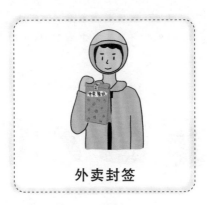

外卖封签

四 外卖怎么吃更健康?

(一)三餐定时、定量

定时进餐,每顿饭八分饱即可。

(二)改变进餐顺序

饭前先喝200ml左右的白开水,然后吃蔬菜,最后吃饭和肉,不喝油腻、重口味的汤汁。

(三)尽量选择食材种类多的外卖

不要长期点一家外卖或一个外卖品种,要经常调换。

(四)少点油炸、煎炒的食物

外卖食物尽量以蒸煮、白灼为宜,可自行搭配低热卡的油醋汁和(或)风味酱。

（五）少点冷冻食品

多点蔬菜等新鲜食材做的食物，增加全谷杂粮，少点冷冻食品。

五　外卖族推荐哪些检查项目？

（一）体格检查

心率、血压、腰围、身高、体重。

（二）血液检查

肝肾功能、血脂、血糖、血尿酸、电解质、淀粉酶、同型半胱氨酸、糖化血红蛋白等。

（三）营养评估

人体成分分析，维生素、叶酸、微量元素、矿物质等检测。

（四）影像学检查

消化系统 B 超、泌尿系统 B 超、颈动脉彩超、心电图等。

（五）其他检查

必要时增加胃肠镜检查、动脉硬化检测、骨密度等项目。

主检医师说

1.点外卖虽方便、便捷，但不能作为我们的主流生活方式。

2.长期吃外卖会严重影响身体健康，尤其是"三高"的外卖食品。

3.点外卖时注意食物种类，并选择合适的烹饪方式能减少危害。

（李　力）

第六节　减肥族

2015年后,中国成为"世界首胖",是全球肥胖人数最多的国家。随着肥胖人群增加,减肥的人越来越多,减肥的方式也五花八门。《健康中国行动2019—2030》指出:只有管住嘴、迈开腿是轻中度肥胖人群瘦身的良方。但是,不少人还是希望通过捷径达到减肥的目标,比如节食减肥、盲目使用减肥产品、盲目抽脂减肥等。这些方式似乎短期内很容易达到减肥的目的,但实际上后患无穷。

一、不推荐的减肥方式有哪些?

（一）节食减肥法

节食减肥法包括不吃主食、过午不食、高蛋白饮食、单吃蔬菜水果等。人体主要的能量来源是主食提供的葡萄糖,如果身体缺乏碳水化合物,极易造成头晕、乏力。长期不吃主食会引起胰岛素抵抗,且机体利用脂肪与蛋白质供能,会加重身体的负担。食物摄入品种少可导致其他营养物质摄入不足,例如高蛋白饮食会打破身体的酸碱平衡,产生酮血症和酮尿症,增加肝肾负担;长期只吃蔬菜类食物,会导致营养不良。

（二）盲目使用减肥产品

目前,市面上大多数所谓的排毒产品都是刺激性泻药通过刺激肠道,加速肠道蠕动,使肠道内容物快速排到体外。拉肚子之后体重的下降实际是由于水分和电解质丢失导致的,而不是脂肪减少。这种方式减肥容易引起机体脱水与电解质失衡,长期使用容易引起营养不良、消化系统功能紊乱,给身体带来严重伤害,适得其反。

(三)盲目手术去脂

手术去脂是一种非常消极的减肥方法。常见的有抽吸体脂法,即用器械吸出局部脂肪,从而达到瘦身的效果。还有手术切除法,即用手术的方法将多余脂肪直接切除掉。以上两种都是粗暴简单的去脂方法,会使皮肤变褶皱,严重者会出现术后感染、高脂血症、胰腺炎等并发症。

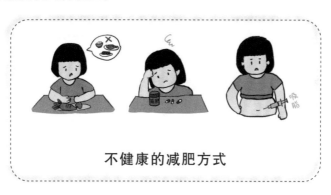

不健康的减肥方式

二° 减肥族常出现哪些健康问题?

(一)营养不良

过度减肥会导致营养物质摄入不足。身体的营养素大部分来自食物,如果进食减少,就会导致蛋白质、维生素 D、钙、铁、锌等摄入减少,进而导致人体出现骨质疏松、贫血、免疫力下降、脱发或者皮肤粗糙等症状。

(二)消化系统疾病

节食极易导致消化吸收能力下降,引发一系列的胃肠道疾病。不规律的饮食方式容易导致胆结石,并影响肠道菌群,导致慢性肠炎和便秘。

(三)神经性厌食症

神经性厌食症是指因怕胖而有意节食的心理和行为,患者常过度地限制饮食,对体重较敏感,常避开家人进行催吐、吃泻药或饭后做大量运动。发生营养不良后,患者容易出现烦躁、焦虑不安和易激惹等情绪障碍。

(四)影响月经规律和生育

人体脂肪组织的作用不仅仅是简单的储存功能还具有重要的内分泌功能。当体脂低于正常下限时,会造成体内雌激素合成减少,而雌激素水平的下降,会导致垂体和卵巢之间的激素分泌调节异常,进而引起月经紊乱,甚至闭经,严重者可导致生育困难。

三 减肥族推荐哪些检查项目?

(一)一般项目

身高、体重、腰围、臀围、血压。

(二)血液检查

血常规、尿常规、血糖、血脂、尿酸、肝肾功能、甲状腺功能等。

(三)影像学检查

消化系统B超,泌尿系统B超,心脏彩超,骨密度,心电图等。

(四)营养评估

人体成分分析,电解质、白蛋白等。

(五)其他检查

必要时可进行胃肠镜检查。

主检医师说

1.肥胖是健康之大敌,不正确的减肥方式也将危害健康。

2.健康减肥的捷径只有一条:管住嘴,迈开腿。

3.减肥过程中身体出现不适状况时,需及时就医评估。

(韦嘉佩)

第七节 疲劳族

"996、007、白加黑、内卷……",在当前社会快速发展的阶段,一些工作者身心"弹簧"不断被压缩,疲劳已经成为常态。有研究统计,在30~50岁英年早逝人群中,超过95%的人死于疲劳引起的致命疾病。一般来说,对于普通的疲劳感,睡一觉往往能恢复精力。但如果通过正常的休息,疲劳感仍无法缓解,就需要判断自己是否得了慢性疲劳综合征。

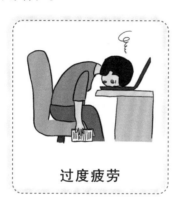

过度疲劳

一、什么是慢性疲劳综合征?

慢性疲劳综合征是现代医学新认识的一种疾病,由美国疾病预防和控制中心于1988年正式命名,是一种以疲劳、低热或自觉发热、咽喉痛、肌痛、关节痛、头痛、注意力不易集中、记忆力差、睡眠障碍和抑郁等非特异性表现为主的综合征,症状持续存在或反复发作半年以上。疲劳人群有体力劳动者,更多的是脑力劳动者,且呈年轻化趋势。

二. 如何判断慢性疲劳综合征？

如何判断慢性疲劳综合征，美国疾病预防控制中心制定了以下三个标准。

1.持续或反复出现原因不明的严重疲劳，时间超过6个月，充分休息后疲劳症状仍不能缓解，活动水平较健康状况下降50%以上。

2.同时具备下述4条或4条以上症状：①记忆力下降或注意力难以集中；②咽喉炎；③颈部或腋窝部淋巴结触痛；④肌痛；⑤多发性非关节炎关节疼痛；⑥新出现的头痛、睡眠障碍，劳累后持续不适。

3.排除其他疾病或不良嗜好引起的慢性疲劳。

三. 如何判断自己是否疲劳？

疲劳是一个很难定义与描述的症状，尤其是在疲劳的主观感觉方面，目前尚未形成统一的评价指标。近些年来，研究者们陆续制定了多种疲劳评估量表。目前普遍使用疲劳评测量表、健康状况问卷、心理判定量表等多项量表的综合检查方法作为疲劳的评价方法。以上量表都要在专业人士的协助下进行使用。

我们该如何判断自己是否处于疲劳状态呢？可以通过以下评估量表内容检测疲劳值。若有2～3项，表示轻度疲劳；3～4项表示中度疲劳；5～7项表示重度疲劳。早晨不想起床，勉强起床，也是浑身倦意；工作或看书注意力难以集中；说话有气无力；不愿与同事交流，回到家后常默不作声；总是伸懒腰，打哈欠，睡眼惺忪；懒得爬楼，上楼时常常绊脚；公共汽车开过来也不想抢步赶上去；喜欢躺沙发，把腿抬高才舒服；四肢发硬，两腿沉重，双手易发抖；食欲差；心悸胸闷，有一种说不出的难受滋味；经常腹胀、腹泻或便秘;忘性大,越是眼前的事越容易忘掉;不易入睡或早醒,入睡后做梦不断。

四。如何远离慢性疲劳综合征？

（一）健康的饮食习惯

控制总热量,每餐以八分饱为度;减少动物脂肪和甜食的摄入,多吃鱼类、豆制品、蔬菜和水果;规律进食,每天吃早餐;摄入充足的水分,避免在晚餐后摄入过多的咖啡因或者浓茶。

（二）合理的作息方式

尽量减少夜间活动,每天睡眠7～8小时,补觉需适度;合理安排工作和学习,调整生活节奏,避免长时间紧张工作。

（三）规律的运动锻炼

根据WHO建议,每周应进行150～300分钟的中等强度运动,或75～150分钟的高强度运动,以此抵消久坐带来的危害。有效运动包括快步走、游泳、骑自行车、跳舞等。

（四）保持良好的心态

做自己喜欢的事情,培养业余爱好,知足常乐,并能适当保留"童心";学会倾诉,面对巨大的压力时,给负面情绪一个出口,可以让你尽快恢复良好状态。

五。疲劳族推荐哪些检查项目？

（一）一般项目

身高、体重、腰围、臀围、血压。

（二）血液检查

肝肾功能、血糖、血脂、血尿酸、电解质、甲状腺功能、性激素六项、可的松昼夜节律、醛固酮。

（三）其他检查

心电图、心脏彩超、消化系统B超、泌尿系统B超、甲状腺B超。

（四）若出现情绪改变和睡眠障碍

可做焦虑、抑郁筛查（详见附件1焦虑自评量表和附件2抑郁自评量表），睡眠质量评估。

主检医师说

1.超负荷的劳动会导致疲劳蓄积，严重者导致"过劳死"。

2.出现疲劳问题需要及时就医，早期发现疾病线索，防病于未然。

3.及时调整个人生活方式，是对抗疲劳的最重要办法。

（潘健将）

第八节　失眠族

失眠是现代人最常见的健康问题之一,可分为入睡困难、半夜醒来难以入睡和早醒三种类型。在成人中,失眠症占 10%～15%,且呈慢性化病程,近半数患者失眠持续 10 年以上。长期失眠会给身体、生活、人际关系和工作带来负面影响,甚至诱发交通事故等意外而危及个人及公共安全。

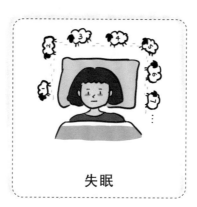

失眠

一、您是否也存在失眠的情况?

失眠主要有两种类型,即短期失眠和长期失眠,长期失眠也称为慢性失眠。

短期失眠的诊断:符合以下第 1、2、3、6 四项标准,但病程不足 3 个月和(或)相关症状出现的频率未达到每周 3 次。

慢性失眠的诊断:同时符合以下第 1～6 项标准。

1.存在以下一种或者多种睡眠异常症状:①入睡困难;②睡眠维持困难;③比期望的起床时间更早醒来;④在适当的时间不愿意上床睡觉。

2.存在以下一种或者多种与失眠相关的日间症状：①疲劳或全身不适感；②注意力不集中或记忆障碍；③社交、家庭、职业或学业等功能损害；④情绪易烦躁或易激动；⑤日间思睡；⑥行为问题如多动、冲动或攻击性；⑦精力和体力下降；⑧易发生错误与事故；⑨过度关注睡眠问题或对睡眠质量不满意。

3.睡眠异常症状和相关的日间症状不能单纯用没有合适的睡眠时间或不恰当的睡眠环境来解释。

4.睡眠异常症状和相关的日间症状至少每周出现3次。

5.睡眠异常症状和相关的日间症状持续至少3个月。

6.睡眠和觉醒困难不能用日间其他类型的睡眠障碍解释。

二° 容易导致失眠的危险因素有哪些？

（一）年　龄

年龄为失眠的显著危险因素。慢性失眠症的现患率儿童为4.0%，青年人为9.3%，老年人为38.2%。

（二）性　别

女性患病风险约为男性的1.4倍，该比例在45岁以上人群中增至1.7倍。

（三）既往史

曾经存在失眠的人发生再次失眠的概率是其他普通人群的5.4倍。

（四）遗传因素

有家族史的人群新发病率是无家族史人群的3倍；家系研究和双生子研究显示，失眠的遗传度在30%～60%。

（五）应激及生活事件

负性生活事件不仅是新发失眠的危险因素，也是失眠得以慢性化的维持因素。

（六）个性特征

失眠患者往往具有某些个性特征，比如神经质、焦虑特性及完美主义等。

（七）精神障碍

70%～80%的精神障碍患者均有失眠症状，而50%的失眠患者同时患有1种或1种以上精神障碍。

（八）躯体疾病

慢性内科疾病患者往往有失眠症状，而失眠人群罹患内科疾病的发生率显著高于非失眠人群。

三 失眠会造成哪些健康问题？

（一）认知障碍及心理健康疾患

睡眠障碍通常会影响认知功能，甚至与痴呆的发生密切相关。失眠患者容易出现疲劳或萎靡不振，增加抑郁情绪，导致注意力、专注力或记忆力下降以及情绪不稳、易激惹，或出现攻击性行为。失眠人群抑郁症的患病率为正常人的3倍。

（二）免疫功能下降

失眠可引起人体的交感神经功能亢进，兴奋性增加，白天和黑夜的代谢率增高，出现免疫调节系统紊乱，导致免疫力下降、反复上呼吸道感染、慢性咽炎、过敏性鼻炎和荨麻疹等。

（三）心血管疾病

失眠会加速血管硬化，使血管管腔变窄，严重影响脏器供血，对于本身有房颤、心律不齐、冠心病等疾病的患者，失眠无形中加重了其心脏负荷，容易导致心肌梗死等事件发生。

（四）内分泌紊乱

如果夜间没有得到充分休息，那么会影响人体代谢。有报道称，如果每晚只睡4个小时，其胰岛素的分泌量会减少，导致糖耐量降低和胰岛素抵抗。脑垂体多是在睡眠中分泌生长激素,失眠会影响生长激素的分泌,对发育造成影响。

(五)影响皮肤健康

失眠容易导致皮肤水分流失,出现脸色黯淡无光、黑眼圈、眼袋、细纹等问题,失眠是皮肤衰老的重要原因。

四 自我改善失眠的方法有哪些?

(一)改善生活方式

晚上忌暴饮暴食,避免使用咖啡因、香烟、酒精等物质,避免日间睡眠时间过长,午休时间限制在1小时以内。

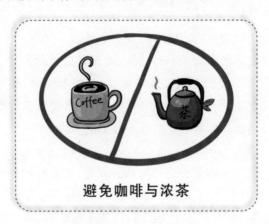

避免咖啡与浓茶

(二)适宜的体育锻炼

推荐进行规律的中高强度渐进式阻力训练,每周3天以上;也可以进行瑜伽或太极来改善睡眠状况;睡前1小时内勿进行剧烈运动。

(三)放松技术促进睡眠

放松技术可降低肌肉紧张感,进而促进睡眠,包括渐进式肌肉放松、冥想、正念和深呼吸训练。

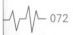

五° 失眠族推荐哪些检查项目？

（一）体格检查

体重、身高、血压、心率、视力。

（二）血液检查

肝肾功能、血糖、血脂、血尿酸、甲状腺功能、性激素六项、肿瘤标志物。

（三）其他检查

心电图、腹部B超、甲状腺B超、心脏彩超。

（四）睡眠质量评估

在睡眠专科医生的指导下，可选用匹兹堡睡眠质量指数、Epworth嗜睡量表等进行睡眠质量评估。必要时推荐多导睡眠监测用于评估睡眠障碍问题。

（五）焦虑或抑郁状态评估

长期失眠者需考虑进行焦虑或抑郁状态评估，可先通过量表进行自我简易评估（详见附件1　焦虑自评量表和附件2　抑郁自评量表）。

主检医师说

1.失眠对人体的身心健康有诸多危害，要重视失眠问题。

2.改善生活方式、加强锻炼可以改善失眠。

3.科学有效地评估睡眠情况十分重要，必要时前往睡眠科就诊。

（韦嘉佩）

第四章
认识常见心脑血管及代谢性疾病

第一节 高血压

随着社会经济的快速发展和生活节奏的加快,高血压患者人数不断增加。高血压患病率随年龄增长而显著增高,其中男性稍高于女性。近些年,青年高血压患者人群也逐渐扩大,需引起我们的重视。高血压是心脑血管疾病的最大危险因素,严重危害人们的身体健康,因此需要积极评估高血压及其并发症的发生风险。

基础知识荟萃

(一)血压的定义

血液在管内流动时对血管壁造成的压力称为血压。心室收缩,血液从心室流入动脉产生的压力,称为收缩压;心室舒张,动脉血管弹性回缩产生的压力称为舒张压。

(二)如何选择血压计

血压计主要分为台式水银柱血压计及电子血压计。日常血压测量推荐使用经过验证的上臂式台式医用电子血压计及家用电子血压计,不推荐使用腕式或手指式电子血压计,不建议使用传统的台式水银柱血压计。诊室血压测量、动态血压监测和家庭自测血压,都是高血压筛查的有效方式。

家用电子血压计　　上臂式台式医用血压计　　水银血压计

常用血压计种类

（三）测量血压前准备

测血压前30分钟内禁止吸烟或饮咖啡、浓茶，必须排空膀胱，安静休息至少5分钟后开始测量坐位上臂血压。测血压时周围环境需要适当的空间及适宜的温度，环境安静，无噪声。坐位测量时，准备适合患者手臂高度的桌子和有靠背的椅子，血压计平放于心脏水平；卧位测量需准备患者肘部能外展45°的诊疗床。

（四）如何测量血压

测量血压一般取坐位，双脚自然平放，上臂与胸壁成40°放于桌上；触摸肘窝，找到肱动脉跳动的位置；将袖带的胶皮袋中心置于肱动脉上，袖带下缘距肘线2.5cm，松紧以能插入1～2指为宜。裸臂绑好袖带，袖带必须与心脏保持同一水平。袖带型号要合适。注意首诊时要测量两次上臂血压，以后通常测量较高读数一侧的上臂血压。一般测量两次，间隔1～2min，取两次的平均值记录。

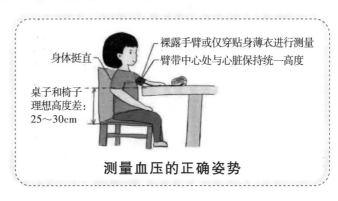

身体挺直　　裸露手臂或仅穿贴身薄衣进行测量
臂带中心处与心脏保持统一高度

桌子和椅子理想高度差：25～30cm

测量血压的正确姿势

三° 什么是高血压？

在未服用降压药的情况下，非同一日三次测量上肢血压，收缩压≥140mmHg，和（或）舒张压≥90mmHg考虑为高血压。如目前正在服用降压药物，虽然血压＜140/90mmHg，仍诊断为高血压。动态血压监测：24小时平均血压≥130/80mmHg，或白天血压≥135/85mmHg，或夜间血压≥120/70mmHg，可诊断为高血压。家庭自测血压：连续监测5～7天平均血压≥135/85mmHg，可诊断为高血压。高血压水平分类见表4-1，高血压患者心血管风险水平分层见表4-2。

表4-1　血压水平分类

级别	收缩压（mmHg）		舒张压（mmHg）
正常血压	＜120	和	＜80
正常高值	120～139	和（或）	80～89
高血压	≥140	和（或）	≥90
1级高血压（轻度）	140～159	和（或）	90～99
2级高血压（中度）	160～179	和（或）	100～109
3级高血压（重度）	≥180	和（或）	≥110
单纯收缩期高血压	≥140	和	≥90
家庭自测血压	≥135	和（或）	≥85

表4-2　高血压患者心血管风险水平分层

其他危险因素和病史	血压（mmHg）			
	高血压前期（SBP130～139或DBP80～89）	1级高血压（SBP140～159或DBP90～99）	2级高血压（SBP160～179或DBP100～109）	3级高血压（SBP≥180或DBP≥110）
无		低危	中危	高危
1～2个其他危险因素	低危	中危	中/高危	很高危
≥3个其他危险因素，或靶器官损害	中/高危	高危	高危	很高危

续表

其他危险因素和病史	血压（mmHg）			
	高血压前期（SBP130～139或DBP80～89）	1级高血压（SBP140～159或DBP90～99）	2级高血压（SBP160～179或DBP100～109）	3级高血压（SBP≥180或DBP≥110）
临床并发症或合并糖尿病	高/很高危	很高危	很高危	很高危

三　高血压的危险因素有哪些？

高血压的危险因素包括遗传因素、年龄以及多种不良生活方式等。90%以上的高血压为原发性高血压，与遗传及生活方式等有关，10%以下的高血压与身体其他脏器病变有关，即继发性高血压。随着高血压危险因素数目的增加，高血压患病风险增大。

（一）不可控的危险因素

高血压家族史；年龄：男性＞55岁，女性＞65岁。

（二）可控的危险因素

糖尿病；血脂异常；超重和肥胖；吸烟；过量饮酒；高钠、低钾膳食；缺乏活动；长期精神紧张。

【小知识】超重：体重指数（body mass index，BMI）≥24kg/m^2；肥胖：BMI≥28kg/m^2；腹型肥胖：男性腰围≥90cm，女性腰围≥85cm；高钠：每日食盐超过6g；低钾：膳食中缺乏含钾丰富的蔬菜水果的饮食；长期过量饮酒：每日饮白酒≥100ml，啤酒≥500ml，黄酒或红酒≥200ml，每周≥3次。

四　高血压会对人体造成哪些危害？

高血压患者长期血压控制不佳会引起心脑血管病变，造成心脑血管并发症,包括心脏、血管、脑、肾脏、眼等部位的损害,对人体产生严重危害。

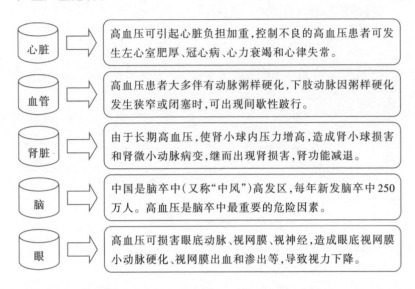

心脏 ⟹ 高血压可引起心脏负担加重,控制不良的高血压患者可发生左心室肥厚、冠心病、心力衰竭和心律失常。

血管 ⟹ 高血压患者大多伴有动脉粥样硬化,下肢动脉因粥样硬化发生狭窄或闭塞时,可出现间歇性跛行。

肾脏 ⟹ 由于长期高血压,使肾小球内压力增高,造成肾小球损害和肾微小动脉病变,继而出现肾损害,肾功能减退。

脑 ⟹ 中国是脑卒中(又称"中风")高发区,每年新发脑卒中250万人。高血压是脑卒中最重要的危险因素。

眼 ⟹ 高血压可损害眼底动脉、视网膜、视神经,造成眼底视网膜小动脉硬化、视网膜出血和渗出等,导致视力下降。

（五） 怎样筛查高血压及并发症?

部分高血压患者可出现头晕、头痛、注意力下降等不适症状,但大部分高血压没有症状,所以判断是否存在高血压应以测量的血压为准。危险因素与高血压关系密切,并影响高血压及并发症的发生与发展,所以在评估高血压的同时,需要全面检查,包括常规检查及继发性高血压、并发症筛查项目。

（一）常规检查项目

1.如无高血压

常规检查项目每年检查1次,主要包括血压、脉搏、体重、身高、腰围、血脂、血糖、尿酸、肝肾功能、血电解质、尿常规、心电图、眼底血管、心理评估、生活方式评估等。

2.如有高血压

每周至少检查1次血压、脉搏。

每3~6个月检查1次,包括体重、身高、腰围、血脂、血糖、尿酸、肝肾功能、血电解质、尿常规及生活方式评估等项目。

每半年至1年检查1次,包括眼底血管、心理评估、动态血压检查等项目。

(二)继发性高血压筛查项目

如怀疑继发性高血压,除以上常规检查项目外,建议进行血常规、血电解质、尿常规及微量蛋白、肾及肾动脉超声、肾上腺超声、甲状腺超声、呼吸睡眠监测、甲状腺激素、促肾上腺皮质激素、肾素、血管紧张素及醛固酮等项目的检查。

(三)高血压并发症筛查项目

如有高血压,建议每年检查1次并发症筛查项目,主要包括肾功能、尿常规及微量蛋白、同型半胱氨酸、超敏C反应蛋白、早期动脉硬化检测、肾脏B超、颈动脉超声、下肢动脉超声、心脏超声、眼底血管、X线胸片、心理评估、颅脑多普勒检查、脑血管功能等检查,必要时进行头颅磁共振、冠状动脉CT等检查。

主检医师说

1.高血压患病风险与危险因素数目密切相关,危险因素越多,患病风险越大。

2.早期进行高血压及相关危险因素的评估,对防治心脑血管疾病有重要意义。

3.高血压患者每年需进行并发症筛查,积极防治高血压并发症。

(朱文华)

第二节　糖尿病

糖尿病是一组由遗传和环境因素相互作用,胰岛素绝对或相对分泌不足和(或)胰岛素利用障碍引起的碳水化合物、蛋白质、脂肪代谢紊乱性疾病,以高血糖为主要标志。糖尿病的典型临床表现为"三多一少",即多饮、多尿、多食和体重下降。我国18岁及以上成人糖尿病患病率为12.8%,糖尿病患者长期血糖控制不佳可导致眼、肾、心脏和血管等多种器官出现慢性损害、功能障碍及衰竭。

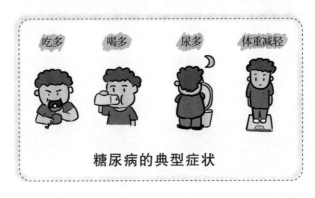

糖尿病的典型症状

吃多　　喝多　　尿多　　体重减轻

如何准确测量血糖值?

常见的血糖水平检测包括空腹血糖、随机血糖、餐后2小时血糖、糖化血红蛋白(glycosylated hemoglobin,HbA1c)和口服葡萄糖耐量试验(oral glucose tolerance test,OGTT)。

1.空腹血糖要求测量前至少8小时内无任何热量摄入。

2.随机血糖是指一日内任何时间测得的血糖,无论上一次进餐时间及食物摄入量。

3.餐后2小时血糖是指从吃第一口饭开始算时间,2小时后进行抽血化验测得的血糖值。

4.糖化血红蛋白是机体过去2~3个月之间的血糖平均值,与进食无关。

5.口服葡萄糖耐量试验应在无摄入任何热量8小时后,清晨空腹进行。成人口服75g无水葡萄糖,溶于250~300ml水中,5~10分钟内饮完,测定空腹及开始饮葡萄糖水后2小时的静脉血浆血糖值。

【小知识】检查者测血糖前不喝浓茶及咖啡、不吸烟、不做剧烈活动;急性感染、创伤或其他应激情况可导致暂时性血糖升高,须在应激因素消除后复查,明确真实的血糖状况。

二、如何诊断糖尿病?

糖尿病的诊断是以静脉血浆葡萄糖水平为依据的。正常血糖指空腹血糖(fasting blood-glucose,FBG)为3.9~6.1mmol/L,餐后2小时血糖<7.8mmol/L。高血糖状态可分为空腹血糖受损(impaired fasting glucose,IFG)、糖耐量异常(impaired glucose tolerance,IGT)和糖尿病(diabetes mellitus,DM),其中IFG和IGT统称为糖调节受损,也称糖尿病前期。具体诊断标准见表4-3。

表4-3　糖代谢分类(WHO 1999年)

糖代谢分类	空腹血糖(mmol/L)	餐后2小时血糖(mmol/L)
正常血糖(NGR)	<6.1	<7.8
空腹血糖受损(IFG)	6.1~7.0	<7.8
糖耐量减低(IGT)	<7.0	7.8~11.1
糖尿病(DM)	≥7.0	≥11.1

糖尿病的诊断说明:1.有糖尿病症状(多饮、多食、多尿和体重减轻),且任意时间血糖水平≥11.1mmol/L;2.空腹血浆葡萄糖水平≥7.0mmol/L;3.糖耐量试验(OGTT)中,餐后2小时血糖≥11.1mmol/L。

以上3条,单独1条符合,即可作为诊断为糖尿病依据。若无典型的"三多一少"症状,需再测一次血糖予以证实,才能确诊为糖尿病。

三° 糖尿病的高危因素有哪些?

糖尿病的高危因素包括遗传、年龄及多种不良生活方式等。

2型糖尿病占90%以上,1型糖尿病、其他类型糖尿病及继发性糖尿病小于10%。糖尿病的危险因素包括不可控危险因素及可控危险因素(见表4-4)。

表4-4　糖尿病高危因素

不可控危险因素	年龄≥40岁
	糖尿病前期(IGT、IFG或两者同时存在)史
	糖尿病家族史
	妊娠期糖尿病史的妇女
	多囊卵巢综合征患者或伴有与胰岛素抵抗相关的临床状态,如黑棘皮征等
可控危险因素	超重(BMI≥24kg/m²)或肥胖(BMI≥28kg/m²)和(或)腹型肥胖(男性腰围≥90cm,女性腰围≥85cm)
	静坐生活方式
	高血压或正在接受降压治疗
	血脂异常或正在接受调脂治疗
	动脉粥样硬化性心血管疾病患者
	有一过性类固醇糖尿病病史者
	长期接受抗精神病药物、抗抑郁药物或他汀类降脂药物治疗的患者

（四）糖尿病的危害有哪些？

糖尿病的危害性在于人体内组织细胞长期得不到充足的营养物质供应，导致各种急、慢性并发症，而这些并发症会给人体器官、组织等造成损害，进而影响人体正常功能的运转。

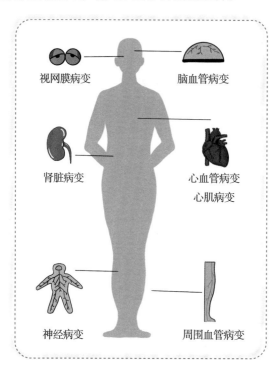

（五）怎样进行糖尿病及其并发症的筛查？

（一）常规检查项目

非糖尿病高危人群，每年进行常规检查，包括血压、体重、腰围、血生化、糖化血红蛋白、血常规、尿常规、心电图、生活方式及糖尿病风险评估等项目。

(二)高危人群检查项目

糖尿病高危人群,以下项目每年检查1次,包括血压、体重、身高、腰围、血糖、血脂、血尿酸、肝肾功能、糖化血红蛋白、餐后2小时血糖或葡萄糖耐量试验(OGTT)、血常规、尿常规、心电图、生活方式评估及糖尿病风险评估等。

(三)糖尿病及并发症筛查项目

糖尿病人群除常规检查及高危人群检查项目外,还应检查胰岛β细胞功能(胰岛素、C肽)、胰岛素抗体、胰岛细胞抗体、电解质、酸碱平衡、酮体、尿常规、尿蛋白/尿肌酐、肾功能、神经病变及足背动脉相关检查、眼底照相、踝肱指数、脉搏波传导速度、颈动脉超声、下肢动脉超声、肾超声检查及心电图等检查,必要时进行冠脉CT、头颅磁共振等检查。

(四)继发性糖尿病的筛查项目

糖尿病控制不佳,或血糖较高且无糖尿病家族史,还应检查继发性糖尿病的相关项目,如胰腺病变相关检查,包括血尿淀粉酶、糖链抗原199(CA199)、胰腺磁共振等项目,评估胰腺情况;必要时进行肾上腺相关检查,包括血电解质、肾上腺相关激素、肾上腺超声、肾上腺CT和(或)磁共振等检查。

主检医师说

1.随着糖尿病危险因素数目的增加,糖尿病患病风险增大。

2.糖尿病患病高风险人群应早期进行糖尿病筛查及相关评估,防治多脏器多系统损害。

3.如您有糖尿病,建议每1~3月检查常规项目,每年进行并发症筛查。

(肖禄华)

第三节 高脂血症

　　血脂是血清中胆固醇、甘油三酯和类脂等的总称。高脂血症通常是指血清中的胆固醇和(或)甘油三酯水平升高。目前我国成人血脂异常患病率高达40.4%,由此引发的心血管病事件发生率也大幅度上升,并成为造成我国居民死亡和疾病负担的首要原因。儿童和青少年高胆固醇血症患病率也有明显升高趋势。因此,积极进行高脂血症的筛查、评估和早期干预,对预防心血管疾病至关重要。

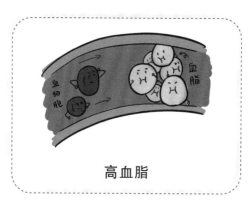

高血脂

基础知识荟萃

　　(一)高脂血症是怎么形成的?

　　高脂血症通常是由不良生活方式(如高能量、高脂和高糖饮食,过度饮酒等)引起,也有部分患者是由于单个或多个基因突变所致(如家族性高脂血症)。此外,糖尿病、肾病综合征、甲状腺功能减退、多囊卵巢综合征等疾病或某些药物(如利尿剂、糖皮质激素等)也可以引起血脂增高。

(二)如何区分"好血脂"和"坏血脂"?

体检时,通常检测的血脂指标有总胆固醇(total cholesterol, TC)、甘油三酯(triglyceride, TG)、低密度脂蛋白胆固醇(low-density lipoprotein cholesterol, LDL-C)、高密度脂蛋白胆固醇(high-density lipoprotein cholesterol, HDL-C);部分体检套餐也会检测载脂蛋白 A1(apolipoprotein A1, Apo A1)、载脂蛋白 B (apolipoprotein B, Apo B)和脂蛋白(a)[lipoproteins(a), Lp(a)]。

"坏血脂"通常是指过量存在时引起身体损害的血脂类型。LDL-C 是动脉粥样硬化发生、发展的主要危险因素,血清 Apo B 主要反映 LDL-C 水平,是名副其实的"坏血脂"。TG 重度升高时易伴发急性胰腺炎。血清 Lp(a)升高也具有致动脉粥样硬化作用。TC 是血液中各种胆固醇的总和,因其包含 LDL-C,因此与动脉粥样硬化相关,常用来评估和预测动脉粥样硬化性心血管疾病(atherosclerotic cardiovascular disease, ASCVD)的危险程度。

"好血脂"通常是指对身体具有保护作用的血脂。HDL-C 水平与 ASCVD 发病危险呈负相关,被认为对动脉粥样硬化具有保护作用。而血清 Apo A1 反映 HDL-C 水平,两者均被认为是"好血脂"。

三° 什么水平的血脂是合适的?

高脂血症是动脉粥样硬化性心血管疾病(ASCVD)的始动和核心危险因素。因此,血脂水平是否合适主要依据 ASCVD 的危险分层。根据 ASCVD 的不同危险程度,确定合适的血脂水平切点值。

针对 ASCVD 极高危及高危人群,血脂的合适水平建议详见表4-5。10年 ASCVD 发病风险分层见表4-6。

表4-5　存在ASCVD高危因素人群的血脂控制目标

ASCVD 风险分层	符合条件	血脂控制目标
极高危人群	急性冠脉综合征、稳定性冠心病、血运重建术后、缺血性心肌病、缺血性卒中、短暂性脑缺血发作、外周动脉粥样硬化性疾病	LDL-C＜1.8mmol/L 非HDL-C＜2.6 mmol/L
高危人群	·LDL-C≥4.9mmol/L 或 TC≥7.2mmol/L ·糖尿病患者： 1.8mmol/L≤LDL-C＜4.9mmol/L 或 3.1mmol/L≤TC＜7.2mmol/L 且年龄≥40岁 ·若不符合上述两项,按危险因素个数进行未来10年间ASCVD总体发病危险分层,见表4-6	LDL-C＜2.6mmol/L 非HDL-C＜3.4mmol/L

注：ASCVD：动脉粥样硬化性心血管病；LDL-C：低密度脂蛋白胆固醇；非HDL-C：非高密度脂蛋白胆固醇。

表4-6　10年ASCVD发病风险分层

危险因素个数*		血清胆固醇水平分层（mmol/L）		
		3.1≤TC＜4.1(或) 1.8≤LDL-C＜2.6	4.1≤TC＜5.2(或) 2.6≤LDL-C＜3.4	5.2≤TC＜7.2(或) 3.4≤LDL-C＜4.9
无高血压	0~1个	低危(＜5%)	低危(＜5%)	低危(＜5%)
	2个	低危(＜5%)	低危(＜5%)	中危(5%~9%)
	3个	低危(＜5%)	中危(5%~9%)	中危(5%~9%)
有高血压	0个	低危(＜5%)	低危(＜5%)	低危(＜5%)
	1个	低危(＜5%)	中危(5%~9%)	中危(5%~9%)
	2个	中危(5%~9%)	高危(≥10%)	高危(≥10%)
	3个	高危(≥10%)	高危(≥10%)	高危(≥10%)

注：*包括吸烟、低LDL-C及男性≥45岁或女性≥55岁；ASCVD：动脉粥样硬化性心血管病。

若 ASCVD 10年发病风险为中危且年龄<55岁,需要评估其余危险因素,具有以下任何2项及以上危险因素者及定义为高危,需参考 ASCVD 高危人群的血脂控制标准。相关危险因素包括:收缩压≥160mmHg 或舒张压≥100mmHg;非高密度脂蛋白胆固醇≥5.2mmol/L;高密度脂蛋白胆固醇<1.0mmol/L;体重指数≥28kg/m²;吸烟。针对中危及低危人群,血脂成分合适水平建议见表4-7。

表4-7　中国 ASCVD 一级预防人群血脂合适水平和异常分层标准
[mmol/L(mg/dl)]

分层	TC	LDL-C	HDL-C	非 HDL-C	TG
理想水平		<2.6(100)		<3.4(130)	
合适水平	<5.2(200)	<3.4(130)		<4.1(160)	<1.7(150)
边缘升高	≥5.2(200)且<6.2(240)	≥3.4(130)且<4.1(160)		≥4.1(160)且<4.9(190)	≥1.7(150)且<2.3(200)
升高	≥6.2(240)	≥4.1(160)		≥4.9(190)	≥2.3(200)
降低			<1.0(40)		

注:ASCVD:动脉粥样硬化性心血管病;TC:总胆固醇;LDL-C:低密度脂蛋白胆固醇;HDL-C:高密度脂蛋白胆固醇;非 HDL-C:非高密度脂蛋白胆固醇;TG:甘油三酯。

三° 高脂血症的危险因素有哪些?

(一)不良生活方式

如高能量、高脂、高糖及高淀粉类饮食,过度饮酒,久坐不运动,情绪焦虑等。

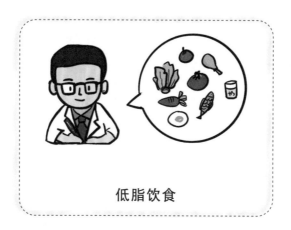

(二)遗传因素

家族聚集性高脂血症大多是单一基因或多个基因突变所致，具有明显遗传倾向。

(三)合并疾病

肥胖、糖尿病、肾病综合征、甲状腺功能减退症、多囊卵巢综合征等疾病。

(四)药　物

如应用利尿剂、非选择性β受体阻滞剂、糖皮质激素等。

四° 高脂血症对人体有哪些危害？

过高的脂质沉积在身体不同部位，会对人体造成一系列的损害。脂质沉积在真皮可引起黄色瘤，沉积在血管内皮可引起动脉粥样硬化，严重的高甘油三酯血症还可引起急性胰腺炎。长期动脉粥样硬化可引起全身多部位损害。

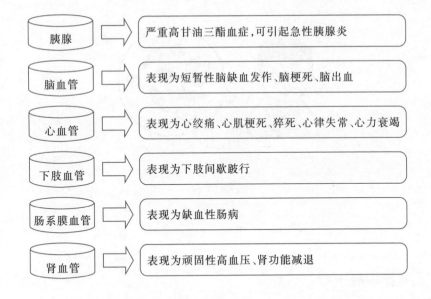

胰腺	⇒	严重高甘油三酯血症,可引起急性胰腺炎
脑血管	⇒	表现为短暂性脑缺血发作、脑梗死、脑出血
心血管	⇒	表现为心绞痛、心肌梗死、猝死、心律失常、心力衰竭
下肢血管	⇒	表现为下肢间歇跛行
肠系膜血管	⇒	表现为缺血性肠病
肾血管	⇒	表现为顽固性高血压、肾功能减退

五° 如何进行高脂血症的筛查?

不同人群检测血脂水平的频率有所差异:20~40岁成年人至少每5年检测1次血脂;40岁以上男性和绝经期后女性每年检测血脂;ASCVD患者及其高危人群,应每3~6个月检测1次血脂。

【主检医师说】

1.高脂血症与动脉粥样硬化性心血管疾病密切相关。

2.早期筛查高脂血症是有效实施ASCVD防治措施的重要基础。

3.不同人群的血脂控制标准不一样,需依据ASCVD的危险分层控制血脂。

(吴丽红)

第四节 脂肪肝

随着我国城镇化进展以及人民生活方式的改变,脂肪肝已成为我国最常见的慢性非传染性疾病之一。据统计,全球范围25%的成人患有脂肪肝,我国成人脂肪肝患病人数约为4亿多。脂肪肝的严重程度直接影响全身脂质代谢和糖代谢紊乱,并与心脑血管疾病的发生和发展息息相关。75%的肝功能异常与脂肪肝相关。因此,积极进行脂肪肝的筛查、评估和早期干预至关重要。

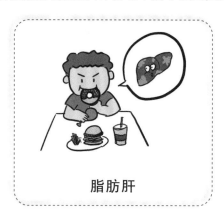

脂肪肝

基础知识荟萃

(一)什么是脂肪肝?

脂肪肝是指肝细胞内脂肪蓄积,导致肝细胞脂肪变性的临床病理综合征。按照致病因素,脂肪肝可分为酒精性脂肪肝和代谢相关脂肪性肝病(非酒精性脂肪肝)两大类。

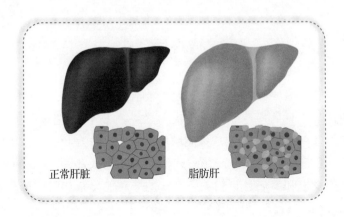

正常肝脏   脂肪肝

(二)如何诊断脂肪肝?

脂肪肝的诊断需要结合病史、临床表现、实验室检查和影像学检查。目前临床上多以超声作为诊断和随访脂肪肝的首选工具。根据不同致病因素,诊断标准不同,具体如下。

1.酒精性肝病

有持续 5 年以上的饮酒史(男性平均每天摄入酒精大于 40g,女性大于 20g),或连续 2 周每天大量饮酒(每天摄入酒精量大于 80g),实验室和影像学检查证实肝病存在,并排除其他病因,即可确诊酒精性肝病。

2.代谢相关脂肪性肝病(非酒精性脂肪肝)

基于肝脏脂肪积聚(肝细胞脂肪变性)的组织学(肝活检)、影像学及血液生物标志物证据,同时合并以下三项条件之一:超重/肥胖、2 型糖尿病、代谢功能障碍。规定存在至少两项代谢异常风险因素者为代谢功能障碍,见表4-8。

表4-8 代谢异常风险因素聚集的诊断标准

存在下面两种及以上代谢异常风险因素,定义为心血管代谢异常风险和代谢相关脂肪性肝病风险增加
腰围:亚洲人男性≥90cm,女性≥85cm
血压:≥130/85mmHg 或接受降压药物治疗

续表

存在下面两种及以上代谢异常风险因素,定义为心血管代谢异常风险和代谢相关脂肪性肝病风险增加
TG:≥1.7mmol/L或接受降血脂药物治疗
HDL-C:男性<1.0mmol/L,女性<1.3mmol/L,或接受调脂药物治疗
血糖:空腹血糖5.6~6.9mmol/L或餐后2小时血糖7.8-11.1mmol/L或HbA1C为5.7%~6.4%
稳态模型评估胰岛素抵抗指数:≥2.5
超敏C反应蛋白:>2mg/L

注:TG:甘油三酯;HbA1c:糖化血红蛋白;HDL-C:高密度脂蛋白胆固醇。

三、脂肪肝对人体有哪些危害

脂肪肝是我国最常见的肝脏疾病。脂肪肝不仅损害肝脏,还与多种疾病密切相关,严重危害人体健康。

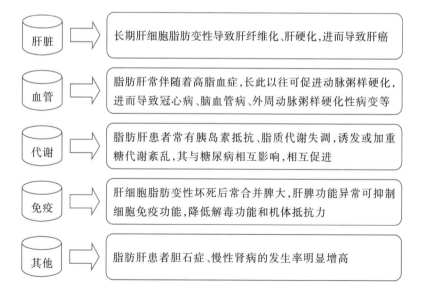

肝脏 ⟹ 长期肝细胞脂肪变性导致肝纤维化、肝硬化,进而导致肝癌

血管 ⟹ 脂肪肝常伴随着高脂血症,长此以往可促进动脉粥样硬化,进而导致冠心病、脑血管病、外周动脉粥样硬化性病变等

代谢 ⟹ 脂肪肝患者常有胰岛素抵抗、脂质代谢失调,诱发或加重糖代谢紊乱,其与糖尿病相互影响,相互促进

免疫 ⟹ 肝细胞脂肪变性坏死后常合并脾大,肝脾功能异常可抑制细胞免疫功能,降低解毒功能和机体抵抗力

其他 ⟹ 脂肪肝患者胆石症、慢性肾病的发生率明显增高

三 脂肪肝的危险因素有哪些吗？

脂肪肝的危险因素主要包括遗传、营养、生活方式等。饮酒量、饮酒年限、酒精饮料品种、饮酒方式、性别、种族、肥胖、肝炎病毒感染、遗传因素、营养状况等均可能会促进酒精性脂肪肝的发展；而肥胖、不良的饮食习惯、节食、不合理的膳食结构、多坐少动的生活方式、药物滥用、遗传易感性则是非酒精性脂肪性肝病的常见诱因。

四 如何进行脂肪肝及其并发症的筛查？

脂肪肝患者常无临床症状或症状轻微，但其却易诱发各种代谢性疾病、心脑血管疾病、严重肝病等。因此，在常规筛查脂肪肝的同时需要进行并发症的筛查。

（一）常规检查项目

1.超　声

脂肪肝的筛查首选超声，包括肝脏彩色超声成像、肝脏超声弹性成像；必要时，肝脏 CT 或 MR 也可以用于诊断和评估肝脏脂肪含量，作为脂肪肝的进一步检查工具。

2.其他检查项目

身高、体重、腰围等物理检查，血常规、肝功能、血脂全套、空腹血糖（必要时糖耐量检测）、糖化血红蛋白、尿酸等血液学指标检查。

（二）脂肪肝并发症筛查项目

1.肝硬化及肝癌的筛查

（1）肝纤维化/肝硬化筛查指标

肝脏硬度测定/肝脏超声弹性成像、肝脏 B 超/CT/MR、层粘连蛋白、透明质酸酶、Ⅲ型前胶原、Ⅳ型胶原、壳酶蛋白、甘胆酸等。

（2）肝癌筛查指标

甲胎蛋白（AFP）、肝脏 B 超、CT、MR、血清铁蛋白等。

2.代谢性疾病的筛查

空腹胰岛素、尿微量白蛋白、血同型半胱氨酸等。

3.动脉粥样硬化性心血管疾病筛查

心血管疾病风险评估、颈动脉彩超、常规或动态心电图,必要时可进行运动平板试验、冠脉 CT 或造影等。

主检医师说

1.脂肪肝是我国第一大慢性肝病,也是容易被忽视的疾病。

2.早期进行脂肪肝及其并发症的评估,对严重肝病的防治具有重要意义。

3.如果您是脂肪肝或者是脂肪肝高危人群,建议进行全面检查评估。

（吴丽红）

第五节　高尿酸血症与痛风

　　高尿酸血症和痛风是同一疾病的不同状态。高尿酸血症是指单纯的血尿酸增高,不伴随关节炎,部分高尿酸血症患者可终身不出现关节炎等明显症状,称为无症状高尿酸血症。痛风是由于尿酸盐结晶沉积于关节、软组织和肾脏,引起关节炎、皮肤病变及肾脏损害等。调查发现,约1/3的高尿酸血症患者会发展为痛风,我国高尿酸血症患病率约为13.3%。

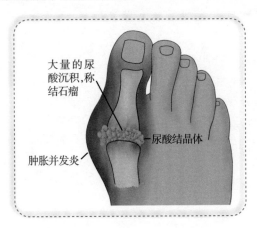

　　大量的尿酸沉积,称结石瘤

　　尿酸结晶体

　　肿胀并发炎

一、什么是高尿酸血症和痛风？

　　(一)高尿酸血症

　　正常饮食状态下,不同时间2次检测空腹血尿酸水平男性＞420μmol/L(7mg/dl),女性＞360μmol/L(6mg/dl),可诊断为高尿酸血症。包括原发性高尿酸血症和继发性高尿酸血症。

　　1.原发性高尿酸血症

　　包括尿酸生成过多及尿酸排泄减少。

（1）尿酸生成过多

摄入过多含嘌呤丰富的食物（如海鲜、啤酒、牛肉、肉汤等）以及嘌呤代谢过程中酶的缺失均可导致尿酸生成过多。

（2）尿酸排泄减少

尿酸主要经肾脏排出体外，饮水过少、尿减少等均可导致尿酸排泄减少。

2.继发性高尿酸血症

某些疾病或病理状态可导致尿酸继发性增高。如中毒（铅、氯仿、四氯化碳等）、细胞增殖（白血病、淋巴瘤、骨髓瘤等）、肾功能不全、使用利尿剂（呋塞米、氢氯噻嗪、吲达帕胺等）、肿瘤化疗后及恶性贫血等。

（二）痛　风

痛风是尿酸盐结晶沉积所致的晶体相关性关节病，特指急性特征性关节炎和慢性痛风石疾病，病程包括急性关节炎发作期、发作间歇期、慢性痛风石病变期。在痛风的发病过程中，尿酸盐也可沉积在泌尿系统，导致急性或慢性尿酸盐肾病、尿酸性尿路结石，重者可出现关节残疾和肾功能不全。诊断的金标准为关节穿刺液镜检发现单钠尿酸盐，如果没有关节镜检穿刺的结果，可根据患者症状进行临床诊断。

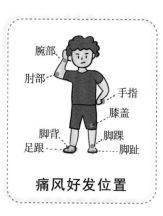

腕部　肘部　手指　膝盖　脚背　足跟　脚踝　脚趾

痛风好发位置

（二）高尿酸血症和痛风对人体有哪些危害？

高尿酸血症和痛风与多种慢性病的发生、发展密切相关。

代谢性疾病 ⟹
糖尿病：高尿酸血症影响胰岛素分泌，加重代谢紊乱及胰岛素抵抗；

高血压：高尿酸血症、痛风的第一大共患疾病，两者互相促进；

脂代谢异常：尿酸代谢与血脂代谢相互影响，诱发和加重高脂血症

心脑血管疾病 ⟹
动脉粥样硬化：尿酸对血管造成损伤，促进动脉粥样硬化形成；

心力衰竭：高尿酸血症与心力衰竭的发生、发展、预后密切相关

关节炎等病变 ⟹
关节炎：尿酸在关节沉积可导致痛风性关节炎，若发展成慢性关节炎可能出现关节畸形；

痛风结节：高尿酸可在关节附近形成痛风结节或痛风石

泌尿系统疾病 ⟹
慢性肾脏病：痛风是慢性肾脏病的独立危险因素，痛风患者可出现痛风性肾病，肾功能逐渐下降，甚至肾功能衰竭；

肾结石：尿酸结晶在肾脏可形成尿酸性结石，导致肾结石发生

脱发 ⟹
脱发：高尿酸血症可能导致早发的雄激素性脱发

三 高尿酸血症和痛风的危险因素有哪些吗？

　　高尿酸血症和痛风是多基因相关性疾病，是遗传和环境因素共同作用的结果。高尿酸血症和痛风危险因素见表4-9。

表4-9　高尿酸血症和痛风的危险因素

不可变危险因素	痛风家族史
可变危险因素	高嘌呤饮食、过量饮酒、高糖饮食、肥胖、高血压、高脂血症等
疾病因素	血液系统疾病（包括急慢性白血病、红细胞增多症、溶血性贫血、多发性骨髓瘤、淋巴瘤等）；实体肿瘤进行化疗时；肾脏疾病（慢性肾功能不全、肾小管功能受损）；乳酸酸中毒、糖尿病酮症酸中毒等
药物因素	利尿剂、复方降压药、吡嗪酰胺、烟草酸、免疫抑制剂等

四 如何进行高尿酸血症/痛风及其并发症的筛查？

　　高尿酸血症和痛风如不及时控制将进一步加重，出现一系列合并症及并发症，主要筛查的方法见表4-10。

表4-10　高尿酸血症和痛风合并症及并发症筛查

分类	筛查项目	频率
基础评估	身高、体重、血压、血生化检查（血糖、血脂、肾功能、尿酸等）、血常规、尿常规、生活方式评估、继发性痛风相关疾病筛查、用药评估等	6个月～1年
急性关节炎期	血常规、肾功能、血尿酸、C反应蛋白、红细胞沉降率、关节X片/CT/B超等	发作时
合并代谢性疾病	血脂、血压、血糖、胰岛素、C肽、同型半胱氨酸等	3～6个月

续表

分类	筛查项目	频率
合并心脑血管疾病	颈动脉彩超、周围血管彩超、脉搏波传导速度（PWV）、踝肱指数（ABI）测定、颅内多普勒、心脏彩超，必要时进行冠状动脉血管成像、头颅磁共振或头颈部动脉血管成像等	6个月～1年
合并关节炎	血常规、血沉、C反应蛋白、疼痛关节的X片/B超/CT/MR等	6个月～1年
合并泌尿系统疾病	肾功能、尿常规、泌尿系B超/CT等	6个月～1年

主检医师说

1.高尿酸血症和痛风是同一种疾病的两种状态。

2.高尿酸血症和痛风可以对人体的多个系统造成损伤，需早期识别与干预。

3.高尿酸血症或痛风患者，需每6个月～1年进行并发症和合并症的筛查。

（高　明）

第六节 肥胖症

　　肥胖症是指机体脂肪总含量过多和(或)局部含量增多及分布异常,是由遗传和环境等因素共同作用导致的慢性代谢性疾病。肥胖的特征包括3个方面:脂肪细胞的数量增多、体脂分布的失调以及局部脂肪沉积。随着生活方式和饮食结构的变化,超重或肥胖患病率在世界范围内呈上升趋势。我国18岁以上居民超重或肥胖人数占比已经超过一半,已经成为我国最严重的公共卫生问题之一。

一、什么是肥胖症?

(一)诊断标准

临床上采用体重指数(BMI)来判断肥胖。

BMI=体重(kg)/[身高(m)]²,肥胖诊断标准见表4-11。

表4-11　肥胖诊断标准

分类	BMI(kg/m²)
体重过低	<18.5
体重正常	18.5~<24.0
超重	24.0~<28.0
肥胖	≥28.0

(二)分　类

1.根据脂肪积聚的部位

根据脂肪积聚部位,肥胖可分为中心性肥胖(腹型肥胖)和周围性肥胖(皮下组织型肥胖)。

（1）腹型肥胖

腹型肥胖患者的脂肪主要积聚在腹部,内脏脂肪增加,腰围变粗,呈"苹果型"肥胖,此型患者更容易患有代谢性疾病。腹型肥胖的诊断标准为男性腰围≥90cm,女性腰围≥85cm。

腰围的测量方法:被测量者站立,双脚分开25～30cm,取髂前上棘与第12肋下缘连线的中点作为测量点,进行腰围的测量。

（2）周围性肥胖

周围性肥胖患者的脂肪积聚在臀部、股部,呈"梨形"肥胖。

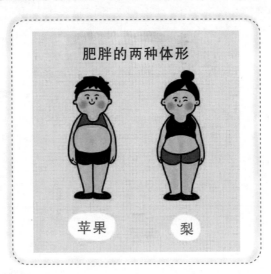

2.根据发病机制

根据发病机制,肥胖可分为原发性肥胖和继发性肥胖。

（1）原发性肥胖

原发性肥胖又称单纯性肥胖,无明显内分泌、代谢性紊乱等其他问题。

（2）继发性肥胖

继发性肥胖指继发于神经、内分泌、代谢紊乱等情况而出现的肥胖。

二° 肥胖症对身体有哪些危害？

神经系统	⇒	特发性颅内压增高、中风
代谢疾病	⇒	2型糖尿病、血脂异常、高尿酸血症、痛风等
消化系统	⇒	胃食管反流、胆囊疾病、脂肪肝、胰腺炎
循环系统	⇒	冠状动脉疾病、高血压
呼吸系统	⇒	阻塞性睡眠呼吸暂停综合征、肺功能异常
运动系统	⇒	骨关节炎、静脉血栓、静脉炎
泌尿生殖	⇒	生育功能异常、多囊卵巢、尿失禁等
肿瘤	⇒	乳腺癌、结肠癌、食管癌、胰腺癌、肾脏肿瘤、前列腺癌等
心理问题	⇒	自卑、焦虑、抑郁等
其他	⇒	皮肤粗糙松弛、白内障

　　肥胖症与我们身体多个系统疾病密切相关，且儿童和青少年时期的肥胖往往会发展为成人肥胖，并可导致伴随的疾病，因此需要对肥胖症进行积极预防与干预。

(三) 肥胖症的危险因素有哪些吗？

(一)遗传因素

遗传因素在肥胖的发生、发展中起重要作用,但是确切的遗传机制目前尚未明确。大多数肥胖是多基因及环境因素共同参与的代谢性疾病。极少数肥胖属于单基因突变肥胖,如瘦素基因。

(二)不良的生活方式

不良的生活方式包括长期进食大量高热量的食物,摄入过多的脂肪和糖类,体力活动减少,缺乏体育锻炼等。

(三)肥胖相关疾病

某些疾病可以导致继发性肥胖,如皮质醇增多症、甲状腺功能减退、下丘脑或垂体的疾病、胰岛 β 细胞瘤、2 型糖尿病早期、性腺功能减退、双侧多囊卵巢综合征等。

(四)肥胖相关药物

某些药物也可能引起脂肪分布异常,进而导致肥胖,常见的药物有糖皮质激素、胰岛素、氯丙嗪、促进蛋白合成制剂等。

(四) 如何进行肥胖症及其合并症的筛查？

肥胖症严重危害我们的身体健康,那么如何进行肥胖症的相关筛查呢？肥胖症相关筛查项目见表4-12。

表4-12　肥胖症相关筛查

分类	相关问题	筛查项目
基础评估	/	身高、体重、腰围、臀围、人体成分分析(体脂率、体脂肪量、内脏脂肪、肌肉量等)、内脏脂肪测定等

续表

分类	相关问题	筛查项目
合并症评估	心血管代谢性疾病（2型糖尿病、高脂血症、高尿酸血症或痛风、高血压）	血压、血糖（空腹及餐后）、糖化血红蛋白、葡萄糖耐量试验、胰岛素释放试验、C肽释放试验、血脂全套、尿酸、肾功能、关节X线片、心脏彩超、颈动脉彩超、下肢动脉彩超、糖尿病早期筛查、早期动脉硬化测定等
	消化系统疾病（脂肪肝、胆囊疾病、胰腺炎、胃食管反流）	腹部B超，必要时腹部CT、胃镜检查
	心脑血管疾病	心电图、心脏彩超、颈动脉B超、颅脑多普勒检查，必要时心电图运动平板试验、冠状动脉CT、冠脉造影等
	阻塞性睡眠呼吸暂停综合征	睡眠呼吸监测
	肿瘤相关问题	肿瘤标志物、乳腺B超、妇科B超、腹部B超、泌尿系统B超、CT、胃镜、肠镜等
	心理健康问题	抑郁自评量表、汉密尔顿抑郁量表、焦虑自评量表、躁狂评定量表、交感心理变异、心理压力测定等
继发性肥胖病因评估	皮质醇增多症	血尿皮质醇、促肾上腺皮质激素、肾上腺B超/CT/MRI
	甲状腺功能减退	甲状腺功能、甲状腺B超、甲状腺相关抗体
	下丘脑或垂体疾病	垂体及靶腺激素测定、垂体MRI
	胰岛相关疾病	血糖、胰岛素、C肽、葡萄糖耐量试验、胰腺B超/CT/MRI
	性腺功能减退	垂体促性腺激素、性激素、妇科B超、睾丸B超

主检医师说

    1.肥胖症是遗传与环境共同作用的结果,尤其是不良的生活方式。

    2.肥胖症可增加心脑血管疾病、代谢性疾病、运动系统疾病、肿瘤等患病风险。

    3.肥胖症患者需要排除继发性肥胖,并定期进行并发症及合并症的评估。

（高　明）

第七节 冠心病

冠状动脉粥样硬化性心脏病（简称冠心病）指冠状动脉发生粥样硬化，引起管腔狭窄或闭塞，导致心肌缺血、缺氧或坏死而引起的心脏病。本病多发于40岁以上成人，男性发病早于女性，经济发达国家发病率较高。冠心病根据发病特点和治疗原则不同，分为急性冠脉综合征和稳定型冠心病。急性冠脉综合征起病迅速，患者会出现胸闷胸痛、呼吸困难等急性症状，危险性极高，需立即拨打120求助。

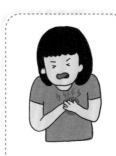

胸痛

一、冠心病的症状？

部位	➡	疼痛通常位于胸骨后，常放射至左肩、左臂内侧达无名指和小指，或至颈、咽或下颌部。
性质	➡	胸痛常为压迫、发闷、紧缩或胸口沉重感，也可为颈部扼制或胸骨后烧灼感，部分可伴有呼吸困难。
时间	➡	持续时间：通常持续数分钟至10余分钟，大多数情况下3～5分钟
诱因	➡	劳累或情绪激动。当负荷增加如走上坡路、逆风行走、饱餐后或天气变冷时，心绞痛常被诱发

二° 如何诊断冠心病？

冠状动脉造影是目前诊断冠心病的金标准。冠状动脉造影检查发现心外膜下冠状动脉直径狭窄＞50%，且有典型心绞痛症状或无创性检查显示患者有心肌缺血证据，可诊断为冠心病。

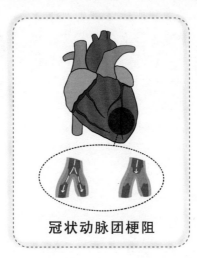

冠状动脉团梗阻

三° 冠心病的危险因素有哪些？

从干预的可行性分类，危险因素及诱发因素可以分为以下3类（见表4-13）。

表4-13　冠心病的危险因素与诱发因素

不可干预危险因素	年龄：＞40岁
	性别：男性
	早发冠心病家族史：一级亲属男性＜55岁、女性＜65岁发生冠心病
可干预危险因素	慢病史：高血压、糖尿病、血脂异常、慢性肾脏病、慢性炎症等
	超重或肥胖

续表

可干预危 险因素	吸烟
	高同型半胱氨酸血症
诱发因素	急性病如感染、甲状腺功能亢进、快速性心律失常等
	劳累和精神紧张
	贫血、低氧血症、低血压
	饱餐后或天气变冷

（四）冠心病的辅助检查有哪些？

（一）实验室检查

血糖、血脂、尿酸、血肌钙蛋白（cTnT 或 cTnI）、肌酸激酶（CK）及同工酶（CK-MB）。

（二）心电图检查

心电图负荷试验，包括运动负荷试验（平板运动试验）和药物负荷试验。

（三）心脏超声检查

心脏超声检查可帮助了解心脏结构和功能，在心绞痛发作时，可发现心脏活动异常。

（四）冠脉 CT 检查

冠脉 CT 检查是一种可以显示冠状动脉解剖结构的无创影像技术，具有较高的阴性预测价值，可作为冠心病的筛查方法。若冠脉 CT 检查未见冠脉血管狭窄病变，一般无需进行有创检查。

（五）冠状动脉造影检查

冠状动脉造影检查是诊断冠心病的金标准，可发现各支动脉狭窄性病变的发生部位并估计其狭窄程度。

主检医师说

1.随着冠心病危险因素的增加,冠心病的患病风险增加。

2.早期进行危险因素干预、冠心病评估及治疗,对防治急性冠脉综合征有重要意义。

3.如已有冠心病,则需定期检查常规项目,必要时复查冠脉CT或造影检查。

（张俊璐）

第八节 缺血性脑卒中

脑卒中包括缺血性卒中和出血性卒中,以突然发病、迅速出现脑功能缺损为共同临床特征,是一组器质性脑损伤导致的脑血管疾病。卒中已成为人类的第二大死亡原因,是危害老年人身体健康和生命安全的主要疾病之一。缺血性卒中是脑卒中最常见的类型,是指脑血液循环障碍,导致脑血管堵塞或严重狭窄,使脑血流灌注下降,进而缺血、缺氧导致脑血管供血区脑组织死亡。

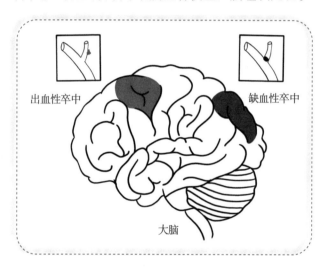

一、如何早期识别缺血性卒中?

"卒中1-2-0"是一种简单的识别脑卒中的方法,其中1是指看一张脸,出现口角歪斜;2是指看两只手,出现肢体无力;0是聆听语音,出现言语困难。出现上述症状请立即拨打"120"获得医疗救助。

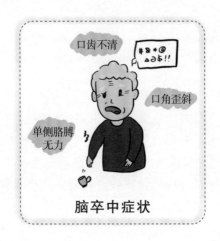

口齿不清

#8*@
△□8!!

口角歪斜

单侧胳膊
无力

脑卒中症状

🔵 如何诊断缺血性卒中？ ——————

1.起病突然，大多伴有劳累、腹泻、寒冷、熬夜等诱因，发作前有头晕、头疼等先兆症状，且常伴有高龄、肥胖、吸烟、高血压、糖尿病和冠心病病史等血管疾病危险因素。

2.出现行走困难、视物困难、口角歪斜、肢体无力、言语困难和四肢肌力减退、对光反射迟钝、病理征阳性等神经功能缺损的症状和体征，且持续不缓解。但也可以仅仅出现非特异性症状，如头晕、头痛、疲乏、记忆力下降等。

3.颅脑 CT 或 MR 检查，有相应的脑梗死病灶。颅脑 CT 检查有可能不能识别 24 小时内、小的或脑干区的脑梗死病灶，可以结合临床表现做出临床判断，进一步明确诊断需行颅脑 MR 检查。

4.缺血性卒中诊断需排除低血糖、癫痫或脑部疾病（如颅内肿瘤、脑炎等）。

🔵 缺血性卒中的危险因素有哪些？ ——————

从干预的可行性分类，缺血性卒中的危险因素和诱发因素可以用来提示是否有缺血性卒中的风险,包括不可干预危险因素、可干预危险因素和诱发因素,具体见表4-14。

表4-14　缺血性卒中危险因素和诱发因素

不可干预危险因素	年龄:>80岁
	性别:男性
	种族:黑色人种
	遗传及低出生体重
可干预危险因素	慢病史:心脏病、高血压、糖尿病、血脂异常、代谢综合征、偏头痛、慢性炎症、阻塞性睡眠呼吸暂停等
	用药史:口服避孕药、绝经后激素治疗、药物滥用等
	无症状颈动脉狭窄
	超重或肥胖
	吸烟、饮酒
	缺乏体育锻炼
	血液高凝状态
	高同型半胱氨酸血症
诱发因素	劳累:长期熬夜加班或劳作
	寒冷的天气

（四）缺血性卒中的辅助检查有哪些？

（一）影像学检查

颅脑 CT 或 MRI 检查是诊断缺血性脑卒中的常用方法,可以明确卒中类型及病变位置。

（二）常规检查

血压、血糖、血脂、尿酸、血电解质等,了解危险因素并加以干预。

(三)心电图及心超

心电图及心超检查可以排查有无合并心血管病变,以及有无心源性栓子形成的危险因素。

(四)经颅多普勒检查

经颅多普勒检查是体检中最常用颅脑血管检查方式,可以评估颅内动脉血管硬化的程度,检查是否存在斑块以及是否存在明显狭窄。

主检医师说

1.随着缺血性卒中危险因素的增加,缺血性卒中患病风险增大。

2.早期进行缺血性卒中相关评估并对高危因素进行干预,对预防脑卒中有重要意义。

3.脑卒中患者需定期检查常规项目,规律治疗,避免出现二次脑卒中。

(张俊璐)

第九节　周围动脉疾病

　　周围动脉疾病一般是指除冠状动脉及主动脉以外的其他大中动脉发生的动脉粥样硬化性病变，主要包括颈动脉、肾动脉、下肢动脉、腹腔动脉等的粥样硬化性病变。周围动脉疾病造成的脑部供血不足、肾功能衰竭、下肢动脉严重缺血等严重影响着人群的生活质量，甚至危及生命。因此，早期筛查及评估周围血管病变有重要意义。

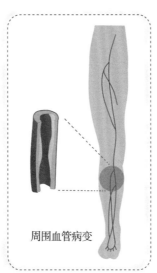

周围血管病变

一、周围动脉疾病如何形成？

　　周围动脉粥样硬化是动脉硬化性血管病中最常见也是最重要的一种，病变常累及大中等肌性动脉，其特点是受累动脉病变从内膜开始，表现为脂质和复合糖类积聚、出血及血栓形成，纤维组织增生及钙质沉着，逐渐出现动脉中层的病变和钙化，可发展到动脉管腔阻塞,引起所属动脉所供应的组织或器官缺血或坏死。

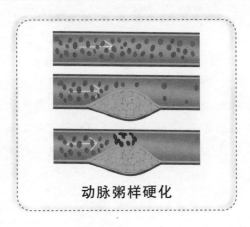

动脉粥样硬化

二° 如何明确周围动脉疾病?

　　周围动脉疾病主要包括颈动脉、肾动脉、下肢动脉、腹腔动脉等动脉的粥样硬化性病变,通过病史及体格检查、血液学检查、动脉脉搏波传导速度及影像学检查可以明确。

检查项目	检查内容与意义
收集病史	高血压、血脂异常、糖尿病、吸烟情况及心脑血管疾病病史
体格检查	血压、腰围及体重指数,检查四肢各部位动脉搏动有无减弱或消失
心血管代谢指标	甘油三酯、总胆固醇、低密度脂蛋白胆固醇、高密度脂蛋白胆固醇、血糖、尿酸及C反应蛋白等
脉搏波传导速(PWV)	脉搏波传导速度与动脉扩张性、僵硬度、管壁厚度和血液黏稠度密切相关,可为动脉硬化危险因素的筛选及评价提供客观的检测指标
踝肱指数(ABI)	用血压计分别测定双侧肱动脉和双侧踝动脉收缩压,ABI=踝收缩压高值/双上肢收缩压高值

续表

检查项目	检查内容与意义
动脉彩超检查	多普勒超声检查颈动脉、肾动脉、下肢动脉、腹腔动脉,可定位血管损害、量化损害范围和严重程度
动脉血管CT或MR检查	观察血管斑块与狭窄情况,评估动脉血管病变的严重程度

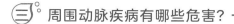

（三）周围动脉疾病有哪些危害？

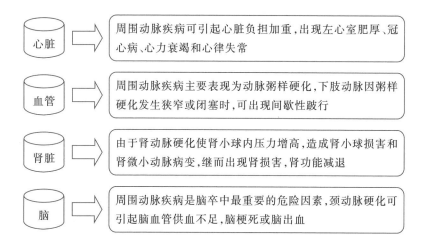

心脏 ⟹ 周围动脉疾病可引起心脏负担加重,出现左心室肥厚、冠心病、心力衰竭和心律失常

血管 ⟹ 周围动脉疾病主要表现为动脉粥样硬化,下肢动脉因粥样硬化发生狭窄或闭塞时,可出现间歇性跛行

肾脏 ⟹ 由于肾动脉硬化使肾小球内压力增高,造成肾小球损害和肾微小动脉病变,继而出现肾损害,肾功能减退

脑 ⟹ 周围动脉疾病是脑卒中最重要的危险因素,颈动脉硬化可引起脑血管供血不足,脑梗死或脑出血

（四）周围动脉疾病的危险因素有哪些？

周围动脉疾病的危险因素包括遗传因素、年龄以及多种不良生活方式等,危险因素聚集的数目增加,周围动脉疾病患病风险增大。

主要危险因素包括动脉硬化家族史、年龄＞50岁、糖尿病、高血压、血脂异常、高尿酸、超重和肥胖、缺乏活动、吸烟、过量饮酒、高脂饮食、高糖饮食等。

五 如何进行周围动脉疾病的筛查？

与周围动脉疾病相关的危险因素影响周围动脉疾病的发生与发展，所以在评估周围动脉疾病的同时，需要进行全面筛查。

（一）常规检查项目

如既往无周围动脉疾病，建议每年检查1次常规检查项目，主要包括血压、体重、心率、腰围、血生化、尿常规、眼底、颈动脉及下肢动脉超声、心理评估、生活方式评估。

如既往有周围动脉疾病，建议每3～6个月常规检查血压、体重、心率、腰围、血生化、尿常规、眼底及生活方式评估等；每半年到一年检查颈动脉、肾动脉及下肢动脉超声以及心理评估。

（二）专项检查项目

如已有周围动脉疾病，每年筛查一次专项及并发症检查项目，包括肾功能、尿常规及微量蛋白、同型半胱氨酸、超敏C反应蛋白、早期动脉硬化检测、颈动脉超声、下肢动脉超声、心脏超声、肾脏B超、肾动脉B超，眼底、心理评估等项目，必要时进行颈动脉磁共振、颈部动脉CTA等检查。

> 主检医师说
>
> 1. 早期进行周围动脉疾病及相关并发症的评估，对防治心脑血管疾病有重要作用。
>
> 2. 重点检查颈动脉、肾动脉、下肢动脉、腹腔动脉等动脉的粥样硬化性病变。
>
> 3. 如您有周围动脉疾病，建议每3～6个月检查常规项目，每年进行专项筛查。

（朱文华）

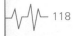

第五章

认识常见肿瘤

第一节　肺　癌

　　肺是人类呼吸系统的重要组成部分,是吸入氧气、排出二氧化碳、维持人体正常新陈代谢的重要脏器。肺癌也叫支气管肺癌,是指所有起源于气道(包括气管、支气管)或肺的恶性肿瘤。肺癌分为小细胞肺癌、非小细胞肺癌,后者包括腺癌、鳞癌、腺鳞癌、大细胞癌和类癌等多种类型。肺癌是导致中国人癌症死亡的首要原因,也是发病率和死亡率最高的癌症。

一、肺癌的高危人群有哪些?

　　年龄40~80岁,且具有以下任一危险因素者是肺癌的高危人群。

　　1.吸烟≥20包/年(或400支/年),或曾经吸烟≥20包/年(或400支/年),且戒烟时间<15年。

　　2.被动吸烟,与吸烟者共同生活或同室工作≥20年。

　　3.有环境(砷、铬、石棉、镍、镉、二氧化硅和柴油烟气)或高危职业暴露史。

　　4.合并慢性阻塞性肺疾病、弥漫性肺纤维化或既往有肺结核病史者。

　　5.既往有恶性肿瘤或有肺癌家族史者。

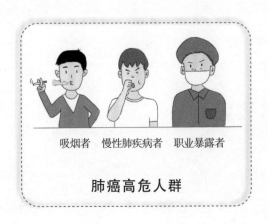

吸烟者　慢性肺疾病者　职业暴露者

肺癌高危人群

二° 肺癌有哪些临床表现？

肺癌的临床表现根据肺癌发生的部位、类型、大小、发展阶段、有无并发症或转移而不同。5%～15%的患者没有症状，仅在常规体检、胸部影像学检查时发现。其余的患者可表现为或多或少与肺癌有关的症状与体征。

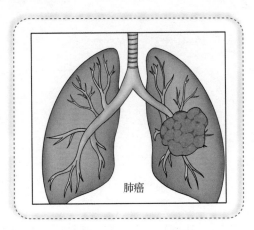

肺癌

（一）咳　嗽

最常见的症状是咳嗽，约有2/3肺癌患者有明显的咳嗽症状。

咳嗽常常是早期症状,表现为无痰或少痰的刺激性干咳。

(二)血痰或咯血

部分患者可表现为血痰或咯血,呈间断性或持续性痰中带血,如病变累及大血管,可出现大出血。

(三)体重下降

消瘦为恶性肿瘤的常见症状之一。肿瘤发展到晚期,由于肿瘤毒素、消耗,以及感染、疼痛导致食欲减退等原因,患者往往表现为消瘦。

(四)胸　痛

大约一半的患者有胸痛,表现为钝痛或难以描述的胸痛,肿瘤如处于胸膜附近,则呼吸或咳嗽时疼痛会加重。

(五)其　他

癌肿引起支气管腔阻塞、引流不畅而致的炎症可引起发热,部分患者还可出现呼吸困难、气短、喘息等。有胸外转移者还可能出现其他症状或体征,如骨痛或病理性骨折、头痛、锁骨上淋巴结增大。

三　肺癌筛查有哪些方法?

(一)胸部X线检查

胸部X线检查对于密度低的小病灶及隐蔽性好的病灶容易漏诊,对无症状小结节的Ⅰ期肺癌患者常效果欠佳,有22%~85%的肺癌可能被漏诊。所以胸部X线检查对肺癌具有一定的诊断价值,但是灵敏度较低,不适用于肺癌筛查。

(二)胸部低剂量螺旋CT检查(LDCT)

LDCT检查能明显增加肺癌的检出率,尤其是早期肺癌,同时降低肺癌相关死亡率,而且低剂量CT筛查所产生的射线剂量很低,对人体的影响较小。因此,推荐采用LDCT进行肺癌筛查。

四 肺癌筛查的最佳年龄段？

大部分国外肺癌筛查指南建议将 55 岁作为肺癌筛查的起始年龄。我国肺癌发病年龄比欧美国家提前约 5 年。因此,中国肺癌筛查与早诊早治指南(2021)将肺癌筛查的起始年龄定于 50 岁。2019年,肺癌筛查与管理中国专家共识建议将筛查起始年龄定于≥40岁。因此,起始年龄还需根据个体的风险程度而定。国外指南建议筛查到 77 岁或 80 岁,考虑到老年人的身体状况、预期寿命以及其他合并症的情况,我们将 74 岁作为群体性肺癌筛查的上限。75岁及以上的老年人可以考虑机会性筛查。

五 肺癌相关的标志物有哪些？

早期肺癌病变与周围的肺组织差异不明显,影像学检查诊断具有局限性。联合肿瘤标志物检测,可大大提高肺癌早期筛查的检出率。初诊肺癌患者多项肿瘤标志物的水平明显高于良性肺疾病患者,需要动态监测来评估病情严重程度及观察疗效。肺癌相关的抗原包括癌胚抗原(CEA)、神经元特异性烯醇化酶(NSE)、细胞角蛋白 19 片段(CYFRA21-1)、鳞状上皮细胞癌抗原(SCC)、胃泌素释放肽前体(ProGRP)。

六 肺癌的保护因素有哪些？

(一)合理的体育锻炼

合理的体育锻炼可降低肺癌的发病风险。研究表明,运动可降低 25% 的肺癌发病风险,与低活动水平相比,高活动水平者肺癌风险降低 13%。

(二)摄入新鲜蔬菜水果

食用水果和蔬菜可能是肺癌的保护因素。每天增加水果和蔬

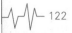

菜摄入量,肺癌的发病风险会相应地降低。

主检医师说

1.肺癌是我国发病率及死亡率最高的恶性肿瘤,高危人群应尽早筛查。

2.胸部低剂量螺旋CT平扫是目前针对肺癌最有效的筛查方式。

3.戒烟是个人预防肺癌最有效的途径,保护环境是降低人群肺癌发病率的重要措施。

(陈建华)

第二节 胃 癌

胃位于人体腹腔中上腹部、膈肌下。胃的上端是贲门,上接食道。胃的下端是幽门,下连十二指肠。胃癌是指原发于胃的上皮源性恶性肿瘤。胃癌的转归和预后与其临床分期密切相关,早期胃癌患者预后较好,治疗后五年生存率可超过90%。但是,目前我国早期胃癌的确诊率不到20%,大多数胃癌病人确诊时都已经是进展期,而进展期胃癌总体五年生存率不足50%。因此胃癌早期筛查很重要。

一、胃癌的高危人群有哪些?

年龄≥40岁,且符合下列任意一条者,建议作为胃癌的高危人群进行筛查。

1.胃癌高发地区人群,如浙江、江苏、山东、安徽、河南等。

2.幽门螺杆菌感染者。

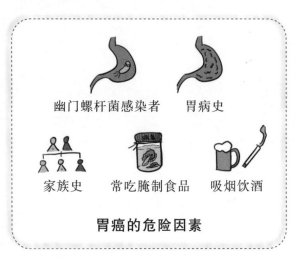

幽门螺杆菌感染者　　胃病史

家族史　　常吃腌制食品　　吸烟饮酒

胃癌的危险因素

3.既往患有慢性萎缩性胃炎、胃溃疡、胃息肉、手术后残胃、肥厚性胃炎、恶性贫血等。

4.胃癌患者一级亲属。

5.存在胃癌其他风险因素（如高盐饮食、摄入腌制食物、吸烟、重度饮酒等）。

二° 胃癌的临床表现有哪些？

早期胃癌患者常无特异性症状，随着病情的进展可出现类似胃炎、胃溃疡的症状，例如上腹饱胀不适或隐痛，以饭后为重，以及食欲减退、嗳气、返酸、恶心、呕吐、黑便等。进展期还常出现体重减轻、贫血、乏力、胃部疼痛、出血。晚期患者可出现严重消瘦、贫血、水肿、发热、黄疸和恶病质。

三° 早期胃癌筛查方法有哪些？

（一）内镜检查

1.电子胃镜筛查

胃镜及活检是目前诊断胃癌的金标准。

2.磁控胶囊胃镜筛查

目前，磁控胶囊胃镜与常规电子胃镜诊断胃部病变的准确性保持高度一致，且具有全程无痛苦、便捷、诊断准确度高的优点。

3.高清（放大）内镜精查

高清（放大）内镜精查是以普通电子内镜检查为基础，运用放大功能的内镜设备进行精查，不但可以提高早期胃癌检出率，而且还能提供病变深度、范围、组织病理学等信息。

（二）血清学筛查

1.胃蛋白酶原（PG）

PG是反映胃体胃窦黏膜外分泌功能的良好指标，被称为"血清学活检"。

2.胃泌素 17(G-17)

G-17是反映胃窦内分泌功能的敏感指标之一,提示胃窦黏膜萎缩状况或是否存在异常增殖。G-17水平升高提示存在胃癌发生风险。

3.血清肿瘤标志物

常用肿瘤标志物有癌胚抗原(CEA)、糖链抗原 199(CA199)、糖链抗原 724(CA724)、糖链抗原 125(CA125)、糖链抗原 242(CA242)等,但肿瘤标志物对于早期胃癌的筛查价值有限,不建议作为胃癌筛查的方法。

(三)幽门螺杆菌(helicobacter pylori,Hp)感染检测

1.呼气试验检测

呼气试验包括 ^{13}C 和 ^{14}C 呼气检测,是最常用的检测 Hp 感染的非侵入性试验,具有检测准确性高、操作方便和不受 HP 在胃内灶性分布影响等优点。

2.血清 Hp 抗体检测

血清 Hp 抗体检测主要适用于流行病学调查,可反映一段时间内人群的 Hp 感染情况,存在假阴性的可能。

四 如何降低胃癌发病风险?

(一)建立健康的饮食习惯及结构

多进食新鲜食物如水果、蔬菜、鱼肉等,清淡饮食,减少食盐摄入,少吃粗糙及难消化食物,忌暴饮暴食和辛辣食物,避免摄入腌制食物和霉变食物,减少亚硝酸盐的摄入。

(二)进行规范四联杀菌根除 Hp 治疗(Hp 感染者)

目前,含铋剂的四联疗法已成为根除 Hp 的一线治疗方案。疗程 14 天,根除率达 80% 以上。

(三)调整和改变不良的生活方式

避免长期服用损害胃黏膜的药物如非甾体消炎止痛药等;戒烟;限制饮酒,少喝或不喝烈性酒;减少焦虑抑郁,保持心情舒畅;控制体重,保持理想体重。

(四)定期体检发现胃癌前病变并及时处理

可选择不同组合方案,定期检查,以便早期发现胃癌前病变。

(五)规范遗传性胃癌高风险人群的健康管理

遗传性胃癌高风险人群可考虑进行预防性胃切除,对于拒绝接受预防性胃切除术的无症状携带者,须定期进行胃镜或染色胃镜检测及随机活组织检查。

主检医师说

1.胃癌发病率仅次于肺癌,我们应该积极推行胃癌早期筛查。

2.低危人群胃癌筛查优先推荐无创血清学检测联合Hp感染筛查。

3.对于胃癌高危人群优先推荐胃镜筛查。

(臧国尧)

第三节 肝 癌

肝脏是人体最大的内脏器官,是人体消化系统中最大的消化腺,也是人体的"解毒器官"。肝脏位于人体腹腔右上腹部,隐藏在膈下和肋骨深面。原发性肝癌简称肝癌,是指肝细胞或肝内胆管上皮细胞发生的恶性肿瘤,其中肝细胞癌占85%～90%。2020年,中国大陆地区肝癌确诊患者中晚期占2/3,五年相对生存率仅为12.1%。而早期肝癌五年相对生存率高达80%。因此,我们应该积极推行肝癌高危人群早期筛查工作。

一、肝癌的高危人群有哪些?

年龄≥40岁,且符合下列任意一条者,建议作为肝癌的高危人群进行筛查。

1.乙型肝炎病毒感染。

2.丙型肝炎病毒感染。

3.过度饮酒。

4.非酒精性脂肪性肝炎。

5.长期食用被黄曲霉毒素污染的食物。

6.各种其他原因引起的肝硬化。

7.有肝癌家族史。

二、肝癌的临床表现有哪些?

肝癌早期症状不明显,中晚期主要表现为右上腹疼痛、上腹胀满、发热、乏力、消瘦、进行性肝大或上腹部包块等;晚期常有腹水、黄疸等。高达80%～90%的肝癌患者同时有肝硬化,可出现肝掌、蜘蛛痣、男性乳腺增大、下肢水肿等。

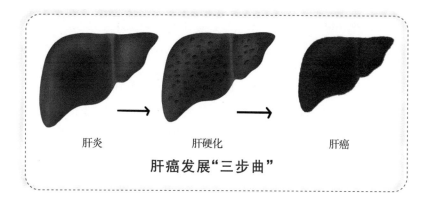

肝炎　　　　　　肝硬化　　　　　　肝癌

肝癌发展"三步曲"

三　早期肝癌筛查方法有哪些？

（一）影像学检查

1.肝脏超声检查

肝脏超声是一般人群早期肝癌的首选筛查方法,具有简便、无创的优势。但容易受到检查者经验、手法和细致程度的影响,也受患者肥胖的干扰。

2.肝脏磁共振增强检查

肝脏磁共振增强检查是诊断肝癌及临床分期最重要的检查方式,适用于高危人群的肝癌早期筛查。

3.肝脏CT增强检查

肝脏CT增强检查是诊断肝癌的重要检查方式,适用于不能接受磁共振检查的高危人群早期筛查。

（二）血清学检查

1.甲胎蛋白（AFP）

AFP是诊断肝癌的血清标志物之一,具有较高的灵敏度和特异性,但约有30%的肝癌病人血清AFP始终为阴性。肝炎、肝硬化、妊娠等情况也会使得AFP升高。甲胎蛋白异质体AFP-L3是肝癌细胞所特有,随着癌变程度的增加,其水平相应升高,因此常用

AFP-L3%（AFP-L3占AFP 的百分比）作为原发性肝癌的检测指标。

2.异常凝血酶原（DCP或PIVKA-Ⅱ）

DCP是伴随肝癌产生的特异性异常凝血酶原。作为AFP的补充，DCP对于AFP阴性的肝癌具有一定的诊断价值。PIVKA-Ⅱ和AFP的生成机制不相同，两者之间无相关性。PIVKA-Ⅱ在不同肿瘤大小、不同人群以及不同病因中，诊断肝细胞癌的能力均优于AFP。

【小知识】血清AFP联合AFP-L3及PIVKA-Ⅱ检测，可提高早期肝癌的检出率。基于性别、年龄、AFP、PIVKA-Ⅱ和AFP-L3构建的GALAD模型诊断早期肝癌的敏感性和特异性分别为85.6%和93.3%，有助于AFP阴性肝癌的早期诊断。

3.血浆游离微RNA（miRNA）

miRNA与肝细胞癌的发生发展、诊断分期和治疗应答等密切相关。基于7个miRNA的检测试剂盒诊断肝癌的敏感性和特异性分别为86.1%和76.8%，对AFP阴性肝癌的敏感性和特异性分别为77.7%和84.5%。

（四）如何降低肝癌发病风险？

1.接种乙型肝炎疫苗。

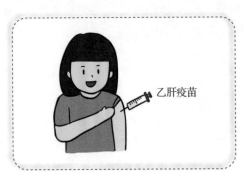
乙肝疫苗

2.乙肝、丙肝及其他肝病的病因治疗。

3.减少或避免致癌因素暴露,如限制饮酒,少喝或不喝烈性酒;减少对各种有害物质的接触;注意食物清洁,改进饮用水质,多进食新鲜的水果、蔬菜等,避免摄入腌制食物和霉变食物,减少亚硝酸盐的摄入。

4.控制相关危险因素,戒烟、减重、保持理想体重、防治糖尿病、适当运动、不熬夜及减少焦虑抑郁等,保持心情舒畅。

主检医师说

1.早期肝癌没有特征性症状和体征,需重视肝癌高危人群的筛查。

2.腹部超声联合血清AFP是肝癌筛查的首选项目。

3.肝癌极高危险人群中,肝脏增强磁共振检查可显著提高早期肝癌的检出率。

(臧国尧)

第四节 食管癌

食管上端起自咽下缘,下端止于胃贲门,全长约25cm。食管癌是指从下咽到食管与胃结合部之间食管上皮来源的癌。食管癌的病理类型主要是鳞癌,少部分是腺癌。早期食管癌及癌前病变大部分可通过内镜下微创治疗达到根治效果,五年生存率可达95%。中晚期食管癌患者生存质量低,预后差,总体五年生存率不足20%。目前我国食管癌早诊率仍处于较低水平。

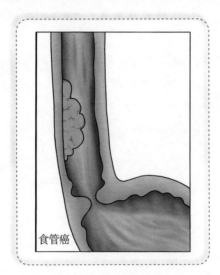

食管癌

食管癌的高危人群有哪些?

年龄≥40岁,且符合下列任意一条者,建议作为食管癌的高危人群进行筛查。

1.出生或长期居住于食管癌高发地区,如太行山脉附近区域(河南、河北、山西、山东、安徽、江苏苏北区域)。

2.患有食管癌前疾病或癌前病变。食管癌前疾病包括慢性食管炎、巴雷特食管、食管白斑症、食管憩室、贲门失弛缓症、反流性食管炎、各种原因导致的食管良性狭窄等。癌前病变是指食管鳞状上皮内瘤变（异型增生）和巴雷特食管相关上皮内瘤变（异型增生）。

3.一级亲属有食管癌病史。

4.有头颈部肿瘤病史。

5.合并其他食管癌高危因素:热烫饮食、饮酒（≥15g/d）、吸烟、进食过快、室内空气污染、牙齿缺失等。

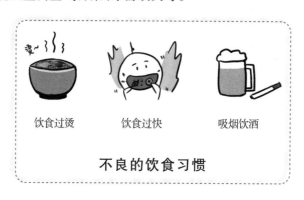

饮食过烫　　　　饮食过快　　　　吸烟饮酒

不良的饮食习惯

食管癌的临床表现有哪些?

早期食管癌的症状一般不明显,易被忽略。常表现为胸骨后不适、烧灼感、针刺样或牵拉样痛,进食通过缓慢并有滞留的感觉或轻度哽噎感。出现明显地进行性吞咽困难则提示可能是中晚期食管癌。如果出现胸痛、背痛、咳嗽、呼吸困难、发热、贫血、声音嘶哑、饮水呛咳、呕血等,则考虑有食管癌外侵周围器官的可能。大多数食管癌患者无明显的相关阳性体征。如果近期出现头痛、恶心或其他神经系统症状和体征,如骨痛、肝大、皮下结节、颈部淋巴结肿大等则提示远处转移的可能。

〔三〕早期食管癌筛查方法有哪些？

推荐40岁为食管癌筛查的起始年龄,至75岁或预期寿命小于5年时终止筛查。

（一）内镜检查

电子胃镜检查及活检是目前诊断食管癌的金标准。早期食管癌在普通内镜下表现不典型,可能会被漏诊,可以结合色素或电子染色提高筛查率。

（二）影像学检查

1.气钡双重对比造影

气钡双重对比造影是诊断食管癌最直接、最简便、最经济和较为可靠的影像学方法,但是不推荐作为食管癌的筛查方法。

2.胸部CT检查

胸部CT检查主要用于食管癌临床分期、确定治疗方案和治疗后随访。不推荐作为食管癌的筛查方法。

（三）其他检查方法

基于细胞学病理检测,食管新型细胞收集器能够观察到细胞病变,是更精准筛查早期食管癌的新方式。但目前缺乏用于我国人群筛查的充分证据。

〔四〕如何降低食管癌发病风险？

1.少吃或者不吃富含亚硝胺类的食物。亚硝胺主要存在于腌制和霉变的食物中,尽量不吃或者少吃腌制食品。不食用剩饭,不食用酸菜。

2.改善膳食结构。在日常生活中,对食物的多样性要进行必要的搭配,摄入足够的动物蛋白或优质蛋白,注意微量元素和维生素的摄入,特别注意对维生素 A、维生素 B_2、维生素 C 的摄取量,多吃新鲜蔬菜、水果。

3.改变不良生活习惯。不吸烟,减少被动吸烟。限制饮酒,少喝或不喝烈性酒。不吃过热和过烫的食物。进食不宜过快,鼓励细嚼慢咽。

4.积极治疗龋齿或牙齿缺失。

5.勤通风,关注室内空气污染。

6.大力开展防癌宣传教育,普及抗癌知识,在食管癌高发区域的人群中做普查、筛检等。

7.有食管癌家族史者定期进行体检,以期早发现、早治疗,提高患者的生活质量,延长生存时间。

8.积极治疗食管癌前疾病或癌前病变,避免食管损伤和食物的刺激作用。

主检医师说

1.目前我国食管癌早诊率仍处于较低水平,高危人群应该积极筛查食管癌。

2.预防食管癌需避免不良生活习惯,特别是不良饮食习惯。

3.食管癌早期筛查优先推荐普通胃镜检查,有条件者可联合染色内镜。

(臧国尧)

第五节　结直肠癌

结直肠是消化道的下段,居于腹中,上口通过回盲部与小肠相接,下端出口为肛门。结直肠成人全长约1.5m,包括盲肠、升结肠、横结肠、降结肠、乙状结肠和直肠六部分。结直肠癌是指结直肠上皮细胞发生恶变导致的恶性肿瘤。结直肠癌的转归和预后与诊断分期密切相关。Ⅰ期结直肠癌五年相对生存率为90%,而发生远处转移的Ⅳ期结直肠癌五年相对生存率仅为14%。因此,结直肠癌早期筛查很重要。

一、结直肠癌的高危人群有哪些?

年龄≥40岁,且符合下列任意一条者,建议作为结直肠癌的高危人群进行筛查。

1.一级亲属有结直肠癌病史。

2.有肠道息肉病史。

3.本人有癌症史(任何恶性肿瘤病史)。

4.有消化道症状如便血、黏液便及腹痛,并伴有不明原因贫血或体重下降。

5.同时具有以下两项及以上者:

①慢性便秘(近2年,每年便秘2个月以上);

②慢性腹泻(近2年腹泻累计持续超过3个月,每次发作持续时间在1周以上);

③黏液血便;

④不良生活事件史(发生在近20年内,并在事件发生后对调查对象造成较大精神创伤或痛苦);

⑤慢性阑尾炎或阑尾切除史;

⑥慢性胆道疾病史或胆囊切除史;

⑦肥胖或糖尿病等慢性病;

⑧吸烟、大量饮酒、红肉和加工肉类摄入等不良生活方式。

二° 结直肠癌的临床表现有哪些?

早期结直肠癌可无明显症状,病情发展到一定程度可出现下列症状:排便习惯改变;大便性状改变(变细、血便、黏液便等);腹痛或腹部不适;腹部肿块;肠梗阻相关症状;全身症状,如贫血、消瘦、乏力、低热等。

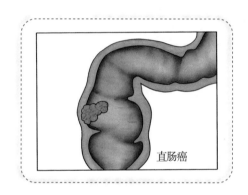

直肠癌

三° 早期结直肠癌筛查方法有哪些?

(一)肛门直肠指诊

正确的直肠指检,大致可以确定距肛缘7～10cm的肛门、直肠有无病变和病变的性质。肛门直肠指检可以详细了解肛门或直肠有无狭窄,如发现有肿块,需要明确其部位、大小、硬度、形态、基底部活动度,黏膜是否光滑,有无溃疡,有无压痛,是否固定于骶骨、盆骨。若病灶位于直肠前壁,对男性应查明它与前列腺的关系,对女性应明确病灶是否累及阴道后壁。

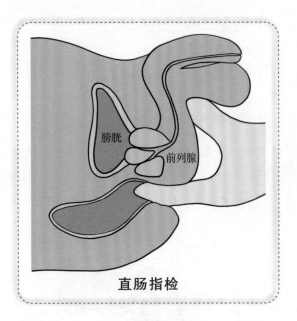

膀胱

前列腺

直肠指检

（二）内镜检查

1.结肠镜检查

结肠镜是发现肠道肿瘤最敏感的方法。推荐每5～10年进行一次高质量结肠镜检查。

2.结肠胶囊内镜检查

结肠胶囊内镜检查具有无痛、方便等优点，但由于发现病变后无法取组织进行活检，暂不推荐用于结直肠癌人群筛查。

（三）影像学检查

1.结肠 CT 成像技术

结肠 CT 成像又称 CT 模拟全结肠镜，其通过腹部高精度 CT 检查模拟成像，获得结直肠的三维图像，从而诊断肠道肿瘤，适用于无法完成结肠镜检查的病例。

2.腹部 CT 检查

腹部 CT 检查主要用于结直肠癌临床分期、确定治疗方案和治疗后随访。不推荐作为结直肠癌首选筛查方法。

(四)粪便检查

1.粪便隐血试验

粪便隐血试验是结直肠癌无创筛查最重要的手段,包括免疫化学法和化学法。推荐筛查频率为每年1次。

2.粪便DNA检测

粪便DNA检测具有无需特殊设备、无需限制饮食、无创等优点,有望应用于人群结直肠癌的普查,主要缺点在于价格相对偏高。推荐筛查频率为每1~3年1次。

(五)血清学检查

血清肿瘤标志物

结直肠癌常用肿瘤标志物有癌胚抗原(CEA)、糖链抗原199(CA199)、糖链抗原724(CA724)、糖链抗原125(CA125)、糖链抗原242(CA242)等,但上述指标对于早期结肠癌的筛查价值有限,可作为结肠癌联合筛查的方法之一。

四° 如何降低结直肠癌发病风险?

(一)健康饮食

建议以清淡食物为主,每天进食足够的果蔬,鼓励多摄入膳食纤维、全谷物、乳制品。减少摄入红肉或肉制品食物,少吃辛辣刺激性食物,避免进食富含饱和脂肪和胆固醇的食物,如动物内脏、肥肉、动物油脂、鱼子、鱿鱼等。

(二)控制相关危险因素,养成良好的生活习惯

1.不吸烟,减少被动吸烟。

2.限制饮酒,少喝或不喝烈性酒。

3.避免久坐不动,保持户外有氧运动锻炼习惯。

4.减少焦虑抑郁,保持心情舒畅。保持良好作息规律,睡眠时间充足,不熬夜。

5.养成定时排便习惯。

6.进行体重管理,保持理想体重。

主检医师说

1.结直肠癌是可以通过早癌筛查和早诊、早治降低死亡率的癌症。

2.结直肠镜是整个结直肠癌筛查流程的核心检查,具有独特而不可替代的地位。

3.结合各方法特点,灵活、综合选用筛查方法,可以提高结肠癌筛查检出率。

(臧国尧)

第六节 乳腺癌

乳房位于胸前,左右成对出现。从青春期开始,女性乳房在多种激素的共同作用下逐渐发育,成熟的女性乳房可以分泌乳汁,喂养婴儿,可谓人体的"粮仓"。常被称为"粉红杀手"的乳腺癌就是发生在乳房的恶性肿瘤,其发病率和死亡率分别位列我国女性恶性肿瘤的第1位和第4位,且呈逐渐上升趋势,严重危害我国女性身体健康。

一、乳腺癌的高危人群有哪些?

符合下列任意一条者,建议作为乳腺癌的高危人群进行筛查。

1.有乳腺癌或卵巢癌家族史。

2.携带BRCA1/2基因致病性遗传突变。

3.初潮早或绝经迟,如月经初潮年龄≤12岁,绝经年龄≥55岁。

4.无活产史(含从未生育、流产、死胎)或初次活产年龄≥30岁,或流产(含自然流产和人工流产)≥2次。

5.无哺乳史或哺乳时间<4个月。

6.雌激素替代治疗史。

7.有乳腺活检史或乳腺良性疾病手术史,或病理证实的乳腺(小叶或导管)不典型增生病史。

8.年龄在45岁后乳腺X线检查提示乳腺实质类型为不均匀致密型或致密型。

9.具有不良生活方式,如饮酒、吸烟、暴露于电离辐射等。

二° 乳腺癌的临床表现有哪些？

乳腺癌起病隐匿，多数患者是因乳腺癌筛查结果异常而就诊，其主要临床表现可概括为以下两方面。

（一）乳房局部症状

局部症状包括乳房肿块，乳房局部皮肤发红、增厚或呈现橘皮样改变，乳头凹陷、乳头溢液、锁骨上或腋窝淋巴结肿大等。

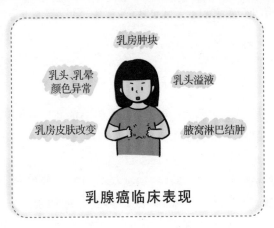

乳头、乳晕颜色异常　乳房肿块　乳头溢液　乳房皮肤改变　腋窝淋巴结肿

乳腺癌临床表现

（二）乳腺癌转移症状

转移性乳腺癌的症状取决于受累器官，最常见的受累部位为骨骼，表现为背部或腿部疼痛；还有肝脏转移，出现腹痛、恶心和黄疸；如为肺转移，可表现为呼吸急促或咳嗽等。

三° 如何进行早期乳腺癌筛查？

早期乳腺癌主要依据年龄和患癌风险不同采用不同的筛查方式。

（一）40岁以下

40岁以下的女性乳腺癌发生率较低，这个年龄段的女性，更重要是建立防癌意识。建议女性20岁起,每次月经后7～11天进行乳房自检1次。

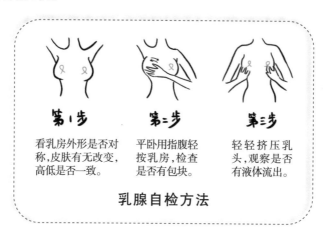

第1步
看乳房外形是否对称,皮肤有无改变,高低是否一致。

第二步
平卧用指腹轻按乳房,检查是否有包块。

第三步
轻轻挤压乳头,观察是否有液体流出。

乳腺自检方法

（二）40～74岁

1.一般风险人群建议从45岁开始,每1～2年行乳腺超声或乳腺X线检查1次。

2.致密型乳腺人群,每1～2年行乳腺超声联合乳腺X线检查1次。

3.高风险人群筛查起始年龄提前至40岁或更早,需每年行乳腺超声联合乳腺X线检查1次,必要时再联合乳腺磁共振检查。

4.年龄在75岁及以上者,结合自身身体状态和意愿,可每2年进行1次乳腺X线检查或停止筛查。

（四）° 如何降低乳腺癌发病风险？

1.养成健康的生活方式,坚持锻炼、避免熬夜、远离电离辐射、合理饮食（多食新鲜蔬菜）、保持理想体重、戒烟戒酒等。

2.适时生育,避免人工流产,坚持母乳喂养。

3.定期参加乳腺癌筛查体检。

主检医师说

　　1.乳腺癌是我国女性恶性肿瘤发病率最高的肿瘤。

　　2.建议女性20岁起定期进行乳房自检,提高防癌意识。

　　3.高风险人群40岁起每年进行乳腺超声联合乳腺X线检查的筛查。

（明小燕）

第七节　甲状腺癌

甲状腺是成人体内最大的内分泌腺,位于颈前部,由左右两叶和峡部组成,形似蝴蝶。甲状腺癌是起源于甲状腺滤泡上皮细胞或滤泡旁上皮细胞的恶性肿瘤。绝大多数的甲状腺癌对人类相对友好,俗称"懒癌"。但近年来,我国甲状腺癌的发病率呈明显上升趋势,其中东部地区发病率远高于中、西部地区,女性发病率远高于男性。全国肿瘤登记中心的数据显示,我国城市地区女性甲状腺癌发病率位居女性所有恶性肿瘤的第4位。

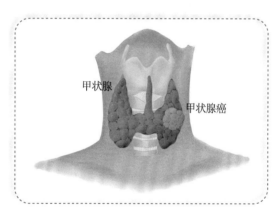

甲状腺　　甲状腺癌

一、甲状腺癌的高危人群有哪些?

1.童年期头颈部放射线照射史或放射性物质接触史。

2.全身放射治疗史。

3.有一级亲属甲状腺癌病史,或甲状腺癌综合征家族史,如家族性多发性息肉病、Carney综合征、多发性内分泌肿瘤2型、Werner综合征或Cowden综合征。

4.其他可能的危险因素包括职业或环境暴露,如使用X线设备、从事木材加工、造纸和可能接触二氧化硅的工作,肥胖或超重等。

甲状腺癌的临床表现有哪些?

甲状腺癌之所以称为"懒癌",是因为大多数情况下进展缓慢,患者早期可以没有任何临床症状,通常在体检时通过医师触诊或颈部超声检查发现甲状腺异常。不同的甲状腺癌分期,可伴有不同的症状,可能临床表现如下。

(一)甲状腺肿大或结节

甲状腺肿大或结节是最常见的症状,一般由患者自行发现,或在常规体检及影像学检查中偶然发现。

(二)甲状腺局部压迫、侵犯症状

甲状腺癌压迫气管、食管,使气管、食管移位,可出现声音嘶哑、吞咽或呼吸困难;交感神经受压时可引起霍纳综合征;侵犯颈丛时可出现耳、枕、肩等处疼痛等症状。

(三)远处转移症状

肺部是甲状腺癌常见的远处转移器官,出现肺转移的患者可能出现咳嗽或咳血。可出现咳嗽或咳血。甲状腺癌也可出现骨转移和颅内转移,进而导致患者出现相应症状。

(四)其他伴随症状

合并甲状腺功能异常时可出现相应的临床表现,如甲状腺功能亢进时出现激动、心慌、失眠等症状,甲状腺功能减退时出现畏寒、乏力、嗜睡、记忆力减退等症状。另外,甲状腺髓样癌由于肿瘤本身可分泌降钙素和5-羟色胺,可引起腹泻、心悸、面色潮红等症状。

三 甲状腺癌筛查方法有哪些？

(一)甲状腺超声检查

超声是甲状腺影像学检查最主要的手段,不仅可以显示甲状腺大小、形态、内部结构、血流状态等,还可用于超声引导下的甲状腺结节穿刺活检、颈部淋巴结评估、良恶性结节患者的随访等。

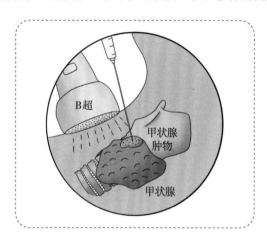

(二)颈部CT或磁共振

颈部CT或磁共振可协助了解甲状腺癌的范围、对气管的侵犯程度以及有无淋巴结转移等,但其不作为甲状腺肿瘤筛查的首选检查。

(三)其他检查

其他检查如甲状腺核素检查、甲状腺功能、甲状腺自身抗体等,可协助鉴别诊断。

四 如何降低甲状腺癌发病风险？

1.尽量避免儿童期头颈部X线照射。

2.避免碘含量过低或者过高的饮食。

3.养成健康的生活方式,如避免吸烟、积极锻炼、保持理想体重、摄入健康饮食、保持心情愉快等。

4.如无特殊需求,应避免过多使用雌激素,因其可能对甲状腺结节和甲状腺癌的发生起促进作用。

5.关注甲状腺结节,定期筛查、早期诊断、及时治疗。

主检医师说

1.甲状腺癌虽为"懒癌",但发病率逐年升高,且女性高于男性。

2.甲状腺超声是甲状腺癌最主要的筛查手段。

3.高危人群宜尽早开始甲状腺超声检查。

(明小燕)

第八节 胰腺癌

胰腺外形狭长,位于胃的后方,斜向左上紧贴于第1～2腰椎体前面。胰腺癌是恶性程度最高的消化道恶性肿瘤之一,约90%为起源于腺管上皮的导管腺癌。胰腺癌临床表现隐匿,病情进展快、恶性程度高,早期诊断缺乏兼具敏感性和特异性的指标,早诊率不足5%,目前五年生存率仅为7.2%～9%。早期胰腺癌手术切除率为90%～100%,五年生存率可达到70%～100%。因此,提高早诊率是改善胰腺癌整体预后的关键。

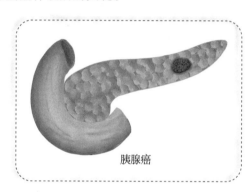

胰腺癌

一、胰腺癌的高危人群有哪些？

符合下列任意一条者,建议作为胰腺癌高危人群进行筛查。

1.有胰腺癌家族史,或证实携带胰腺癌易感基因的个体。

2.新发糖尿病,50岁以上且体重指数低和(或)不明原因体重减轻以及短期内血糖波动较大的新发糖尿病患者。

3.慢性胰腺炎患者。

4.具有较高癌变风险的胰腺囊性肿瘤患者,包括黏液性囊肿肿瘤、胰腺导管内乳头状黏液瘤。

二° 胰腺癌的临床表现有哪些？

胰腺癌无特异性临床表现。其起病隐匿，早期症状不典型，常表现为上腹部不适、消化不良、脂肪泻及腰背部痛等。部分患者可出现进行性黄疸加重、全身皮肤瘙痒等症状。出现食欲减退、体重下降等症状时多属中晚期。

三° 早期胰腺癌筛查方法有哪些？

（一）血清学检查

常见的血清肿瘤标志物有糖链抗原199（CA199）、癌胚抗原（CEA）、糖链抗原125（CA125）和糖链抗原242（CA242），联合检查可提高胰腺癌筛查的敏感性和特异性。

（二）影像学检查

1.胰腺薄层CT/MR增强检查

CT/MR是目前适用于胰腺癌高危人群首选的影像检查方法。

2.腹部超声检查

腹部超声是一般人群胰腺疾病筛查的首选方法，但不建议作为早期胰腺癌的筛查方法。

（三）其他检查

采用外周血进行胰腺癌液体活检，取样方便，易于重复，风险低，但费用昂贵，在胰腺癌的早期诊断和个体化诊疗中具有重要的临床应用前景。

四° 如何降低胰腺癌发病风险？

1.健康饮食。增加水果、蔬菜等植物性食物摄入，鼓励清淡饮食，避免咸而辣的食物，不吃过热、过冷、过期及变质的食物。

2.控制相关危险因素，养成良好的生活习惯。不吸烟，减少被动吸烟。限制酒精的摄入,少喝或不喝烈性酒。避免久坐不动,鼓励户外阳光下有氧运动锻炼。减少焦虑、抑郁,保持心情舒畅。保持良好的作息规律,睡眠时间充足,不熬夜。避免过度疲劳。

3.进行体重管理,保持理想体重。

4.防治糖尿病。

5.关注环境健康,尽量不长期接触萘胺及苯类化合物等。

> **主检医师说**
>
> 1.胰腺癌有"癌中之王"之称,早期诊断缺乏兼具敏感性和特异性的指标。
>
> 2.推荐中低风险的人群在50岁接受胰腺癌筛查,高风险的人群在40岁起接受胰腺癌筛查。
>
> 3.胰腺薄层螺旋CT检查是胰腺癌早期筛查的首选检查方式。

（臧国尧）

第九节　前列腺癌

如果说膀胱是人体的"储水池"，那前列腺就是这个储水池的阀门。正常的前列腺形似栗子，位于膀胱的开口处，连接着尿道，与精囊、直肠相邻。发生在前列腺的上皮性肿瘤即前列腺癌。根据2022年最新的国家癌症中心的数据，在男性恶性肿瘤中，虽然前列腺癌发病率仅排第六位，但是前列腺癌的发病呈上升趋势。前列腺癌的早筛、早防非常重要。

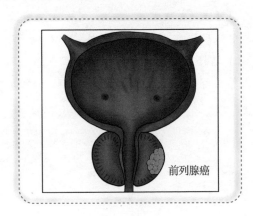

前列腺癌

一　前列腺癌的高危人群有哪些？

有以下高危因素的人群需要特别关注。

（一）前列腺癌家族史

一位直系亲属（兄弟或父亲）患有前列腺癌，其本人患前列腺癌的风险会增加1倍以上；2个或2个以上直系亲属患前列腺癌，其发病风险会增至5~11倍。

（二）年　龄

前列腺癌的发病与年龄密切相关，40岁以前临床诊断的前列腺癌病例罕见,但此后发病率会快速增长,发病峰值年龄段为65～80岁。

（三）*BRCA*基因携带者

携带*BRCA1*或*BRCA2*基因突变会增加前列腺癌的发病风险。

（四）地理环境及饮食习惯

酒精摄入过多、吸烟、缺乏日晒、暴露于环境致癌物、摄入油炸食品、低蔬菜饮食等是前列腺癌的风险因素。

（五）其他可能因素

其他可能的危险因素有感染和慢性炎症、肥胖、抑郁等。

前列腺癌的临床表现有哪些?

前列腺癌的临床表现差异较大,轻者可无明显临床表现,重者可在筛查时发现有远处转移或其他并发症。

（一）进行性排尿困难、血尿或血精

前列腺癌的病灶进行性增大,压迫其包绕的尿道后,患者会出现进行性排尿困难、尿频、尿急、尿痛等。侵犯尿道黏膜可出现血尿症状,侵犯精囊或输精管可出现血精症状。

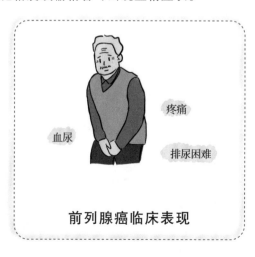

疼痛

血尿

排尿困难

前列腺癌临床表现

（二）前列腺癌转移

前列腺癌转移引起的症状可能有骨痛、尿失禁、阴茎勃起障碍、体重减轻、脊髓压迫引起的疼痛或无力、病理性骨折引起的疼痛、贫血导致的疲劳或慢性肾衰竭等。

三、早期前列腺癌筛查方法有哪些？

（一）血清学检查

血清肿瘤标志物前列腺特异性抗原（PSA）是早期前列腺癌筛查的首选方法，具有较高的敏感性和特异性。

（二）影像学检查

1.前列腺超声检查

前列腺超声检查适用于一般人群早期前列腺癌的辅助筛查。

2.前列腺磁共振检查

前列腺磁共振检查可作为前列腺癌高危人群的筛查方法，也适用于前列腺癌临床分期、确定治疗方案和治疗后随访。

（三）其他检查

直肠指诊可发现前列腺可疑结节，是早期前列腺癌筛查最简便、经济的检查方法，可在体检外科查体时完成。

总之，对于50岁以上，或者是有前列腺癌家族史的45岁以上男性，建议每1～2年进行以PSA检测、前列腺超声及直肠指检为基础的前列腺癌筛查。

四、前列腺特异性抗原（PSA）升高一定是前列腺癌吗？

PSA是一种在正常前列腺组织和肿瘤性前列腺组织中均有表达的糖蛋白。PSA升高不等于前列腺癌。PSA水平易受年龄和前列腺大小等因素的影响。一般判定血清总 PSA＞4μg/L 为异常。当PSA介于4～10μg/L时，合并检测游离PSA水平可提高前列腺癌的检出率,游离/总PSA(fPSA/tPSA)<0.16时,建议进行前列腺穿刺活检。除了前列腺癌,有些情况也会导致PSA水平升高,如良性前列腺增生、前列腺炎症和感染、会阴部创伤、前列腺活检、性行为、膀胱镜检查以及一些药物等。

因此,若发现PSA升高,可结合其他检查方法排查前列腺癌。

五° 如何降低前列腺癌发病风险?

1.避免吸烟、饮酒等不良生活习惯。

2.避免过于辛辣的食物,减少高动物脂肪的摄入,增加蔬菜水果的摄入。

3.日常生活中保持清洁,多饮水、勤解尿,避免摩擦或憋尿,避免久坐不动,防止受寒,节制性生活。

4.适度体育运动。

主检医师说

1.前列腺癌是男性泌尿系统中发病率最高的肿瘤。

2.血清PSA检测是早期前列腺癌筛查中最有价值的手段。

3.有前列腺癌家族史的男性,要特别重视并提前启动前列腺癌筛查。

（明小燕）

第十节 宫颈癌

女性的子宫,好比一座戒备森严的宫殿,它有两层非常重要的守卫,一层是阴道,另一层是"宫殿之门"——子宫颈。发生在子宫颈部位的恶性肿瘤就是"宫颈癌"。我国癌症统计数据显示,2015年宫颈癌新发病例数估计为9.89万,死亡人数约为3.05万。宫颈癌的发病率和死亡率逐年上升,且呈现低龄化趋势,可见宫颈癌的防治形势十分严峻。

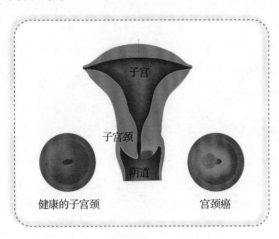

健康的子宫颈　　　　　宫颈癌

宫颈癌的高危人群有哪些?

宫颈癌的高危人群主要是人乳头状瘤病毒(HPV)感染者。

目前已确定的HPV亚型有200余种,根据有无致癌性,将HPV分为高危型和低危型。我国将HPV16/18/31/33/35/39/45/51/52/56/58/59/68定义为高危型,其中以HPV16、HPV18、HPV31、HPV33诱发癌变的风险最高。

（一）与 HPV 相关的危险因素

1.性行为开始过早。

2.多个性伴侣。

3.高危性伴侣（如性伴侣有多个性伴侣，或已知性伴侣存在 HPV 感染）。

4.性传播疾病史。

5.初产年龄较早（小于 20 岁）和多孕多产。

6.外阴或阴道鳞状上皮内瘤变/癌症病史。

7.免疫抑制（如 HIV 感染）。

（二）非 HPV 相关的危险因素

1.营养不良，卫生条件差。

2.长时间口服避孕药。

3.吸烟。

4.遗传因素。

二、宫颈癌的临床表现有哪些？

早期宫颈癌通常无症状，可能是在宫颈癌筛查或妇科检查时被偶然发现。在有症状的患者中，常见的症状如下。

（一）阴道出血

早期多为接触性出血，中晚期为不规则阴道流血。

（二）阴道排液

一些患者表现为水样、黏液样或脓性有恶臭的阴道分泌物。

（三）晚期症状

根据肿瘤累及范围不同可出现不同的继发症状。累及泌尿道时，可引起尿频、尿急、输尿管梗阻、肾盂积水及尿毒症；压迫肠道可出现便秘等；晚期还可有腰痛、贫血、恶病质等全身衰竭症状。

三. 宫颈癌筛查方法有哪些？

(一)妇科检查

妇科检查可以直接观察子宫颈外观,无论是宫颈癌初筛,还是确诊后分期,全面的妇科检查都很重要。

(二)TCT检查

TCT检查是我国宫颈癌筛查的主要方法,可单独用于筛查或与HPV联合筛查。

(三)HPV检测

HPV检测可作为宫颈癌筛查的首选检测方法,具体内容见表5-1。

表5-1 HPV筛查推荐

不同人群	HPV筛查推荐
年龄＜25岁	不推荐筛查
年龄为25~65岁	·每5年一次主要HPV检测(首选) ·每5年一次HPV+TCT联合筛查,或每3年一次TCT
年龄＞65岁	先前充分阴性,停止筛查
子宫全切术后	过去25年中,没有CIN2+(宫颈上皮内瘤变)病史,应停止筛查

(四)阴道镜检查

阴道镜检查适用于宫颈癌筛查的异常结果(TCT或HPV检测等)的后续评估;或者用于评估可触及或肉眼可见的宫颈、阴道或外阴异常;或者用于宫颈上皮内瘤变联合治疗后的监测。

四. 如何降低宫颈癌的发病风险？

(一)接种HPV疫苗

HPV疫苗接种是预防HPV感染的有效方法,是宫颈癌的一级预防措施。低龄人群接种HPV疫苗的效果优于高龄人群,性暴露前接种的免疫效果最佳。HPV疫苗不仅适用于一般普通人群,同样推荐用于高危、特殊人群。对具有遗传易感性、高危生活方式和人类免疫缺陷病毒感染的适龄女性应优先推荐接种HPV疫苗。不论是否有HPV感染以及是否有细胞学异常的适龄女性均可接种HPV疫苗。

我国目前有三种预防性HPV疫苗,包括针对HPV16、18型的二价疫苗,针对HPV6、11、16、18型的四价疫苗和针对6、11、16、18、31、33、45、52、58的九价疫苗。具体适用范围和接种时间见表5-2。

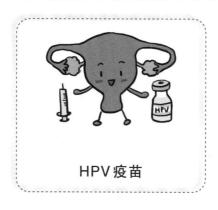

HPV疫苗

表5-2　HPV疫苗接种年龄、时间

HPV疫苗类型	女性接种年龄	接种时间
二价HPV疫苗	9～45岁	0、1、6月
四价HPV疫苗	20～45岁	0、2、6月
九价HPV疫苗	9～45岁	0、2、6月

（二）健康教育

宫颈癌健康教育的内容包括提高大众对宫颈癌的认知、了解HPV感染的高危行为、关注性卫生,以及正确认识预防性HPV疫苗接种及宫颈癌定期筛查的重要性、癌前病变治疗的目的和意义等。

主检医师说

　　1.宫颈癌是最常见的女性生殖道恶性肿瘤,且有年轻化趋势。

　　2.建议女性25岁以后,每5年进行一次HPV检查联合TCT检查。

　　3.适龄女性需积极接种HPV疫苗。

（明小燕）

第十一节　鼻咽癌

鼻咽癌是一种发生于鼻咽部黏膜上皮的恶性肿瘤。全世界鼻咽癌发生在我国，其中又以广东省的发病率最高，故有"广东瘤"之称。特别是广东的中西部，鼻咽癌年发病率可达30～50/10万。鼻咽癌发病隐匿，早期症状不典型，临床症状复杂多样，多数患者在就诊时已是局部和（或）区域性晚期疾病，严重危害人们的健康和生命安全，是我国重点防治的恶性肿瘤之一。重视鼻咽部的临床表现，积极筛查，可提高早期鼻咽癌的诊断率。

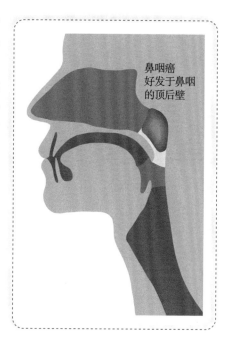

鼻咽癌好发于鼻咽的顶后壁

一、鼻咽癌的高危人群有哪些？

具有以下高危因素的人群需要特别关注鼻咽癌。

（一）地　域

鼻咽癌的发病率存在明显的地域差异，在中国南部（包括香港）较为常见，其次为东南亚、北非和中东以及北极地区。

（二）EB病毒感染

90%以上鼻咽癌的发生都与EB病毒相关，EB病毒感染是鼻咽癌最重要的危险因素之一。

（三）饮食习惯

进食较多腌制或发酵食物；食用腐臭的黄油和羊脂等；儿童早期接触盐腌鱼等致病物质等均与鼻咽癌的发病有关。

（四）遗　传

鼻咽癌一级亲属发生鼻咽癌的风险增加至7倍。

（五）饮酒、吸烟等

不良的生活嗜好如吸烟、饮酒等均与鼻咽癌的发生密切相关。

二. 鼻咽癌的临床表现有哪些？

（一）鼻部症状

肿瘤长大到一定程度，堵塞后鼻孔后，患者可出现鼻塞的症状，且此症状可持续存在，并逐渐加重。肿瘤位于鼻咽顶后壁的患者，用力回吸时，可出现涕血，甚至可出现鼻出血。

（二）耳部症状

肿瘤侵犯咽鼓管，可出现耳鸣、听力下降等类似中耳炎的症状体征。

（三）眼部症状

鼻咽癌侵犯眼部时，患者可表现为视力障碍如失明、视野缺损、复视、眼球突出及活动受限以及神经麻痹性角膜炎。

（四）头部症状

当肿瘤侵犯颅底或颈部淋巴结肿大压迫颈内静脉导致回流障碍时，可出现持续性头痛。其他头部症状还有颅内神经受累所致的面部麻木、咀嚼困难等。

（五）颈淋巴结转移

颈部淋巴结肿大是鼻咽癌最常见的初发症状，约40%的患者是因颈部肿块而就诊。淋巴结肿大表现为无痛、质地硬，早期可活动,晚期固定。

（六）远处转移

部分鼻咽癌患者以远处转移为主诉而就诊。常见的转移部位为骨、肺、肝,相应症状为骨痛、咳嗽、腹痛等。

（七）合并皮肌炎

少数鼻咽癌患者就诊时合并皮肌炎,表现为四肢对称性近端肌无力等症状。

三 早期鼻咽癌筛查方法有哪些?

（一）EB病毒相关检测

EB病毒相关检测在鼻咽癌筛查中十分重要,主要包括以下检测内容。

1.EB-DNA检测

EB-DNA检测是鼻咽癌高风险地区早期筛查的常规项目,同时也被广泛应用于鼻咽癌的诊断、疗效和预后判断。

2.EB病毒相关抗体检测

EB病毒相关抗体检测适用于大规模的鼻咽癌快速筛查。目前提倡多项EB病毒抗体联合进行检测。

（二）电子鼻咽镜检查

鼻咽癌的确诊依赖病理学检测,电子鼻咽镜可直接入镜观察患者鼻咽部是否存在异常肿物,并对可疑部位进行穿刺取样,送病理检查。

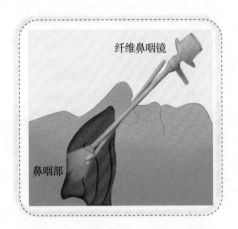

纤维鼻咽镜

鼻咽部

(三)影像学检查

鼻咽部CT或磁共振检查对鼻咽癌诊断有重要的辅助作用。

四 如何降低鼻咽癌发病风险？

1.避免EB病毒感染,EB病毒可通过唾液传播,感染多发生在婴幼儿阶段。

2.健康饮食,多吃蔬菜、水果,少吃咸鱼、腌肉和腌菜等含大量亚硝胺类的食物,戒烟限酒。

3.尽可能避免暴露于污染较重的外界空气环境。

主检医师说

1.鼻咽癌的发生具有明显的种族和地理分布,黄色人种是鼻咽癌的高发人群。

2.EB病毒相关检测、鼻咽部磁共振及鼻咽镜等是鼻咽癌筛查的重要手段。

3.高危人群宜尽早开始鼻咽癌筛查。

(明小燕)

第十二节 膀胱癌

成年人膀胱位于骨盆内,膀胱两后上角是输尿管开口的地方,输尿管连接着肾脏,膀胱的下部为尿道内口。膀胱癌是指生长在膀胱黏膜上的恶性肿瘤,是泌尿系统最常见的恶性肿瘤之一。膀胱癌发病率随年龄增长而增加,高发年龄段为50～70岁,其中男性膀胱癌的发病率仅次于前列腺癌,是女性的3～4倍。

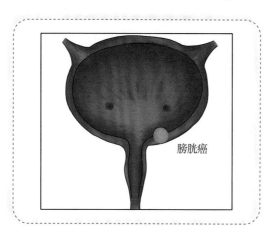

膀胱癌

一、膀胱癌的高危人群有哪些?

膀胱癌病因至今尚未完全明确,有以下高危因素的人群需要特别关注。

(一)吸 烟

吸烟是膀胱癌最为确定和最主要的致病危险因素,约50%的膀胱癌由吸烟引起。

(二)接触芳香族类物质

在职业环境中,长期接触工业化学产品芳香族类化合物是重要的致病危险因素,如多环芳烃和氯代烃、β-萘胺、4-氨基联苯等。这些工业化产品普遍存在于染料、皮革、橡胶、油漆等物质中。

(三)膀胱黏膜局部长期遭受刺激

膀胱内长期慢性炎症刺激及长期异物刺激(留置导尿管、结石)与膀胱癌的发生关系密切。

(四)药　物

既往接受过环磷酰胺化疗、盆腔放疗、滥用非那西汀等均可增加膀胱癌的发病风险。部分文献曾提及服用含马兜铃酸的中草药者,也有发病风险增加的可能。

(五)遗　传

膀胱癌的发生发展与遗传及基因有关,有膀胱癌家族史的人群发生膀胱癌的风险明显增加。

二。膀胱癌的临床表现有哪些?

(一)间歇无痛性血尿

初期大部分膀胱癌患者都没有明显的症状,此时做尿常规检查可能会发现镜下血尿。大约有90%以上的膀胱癌患者最初的临床表现是血尿,但并不是每次排尿都会出血,故被称为间歇无痛性血尿。

(二)膀胱刺激征

有10%的患者可首先出现膀胱刺激症状,主要表现为尿频、尿急、尿痛和排尿困难,其他症状包括肿瘤阻塞输尿管所致的腰部不适、下肢水肿等。

三。早期膀胱癌筛查方法有哪些?

(一)尿常规检查

尿常规检查可作为膀胱癌高危人群的常规筛查项目。如果尿

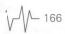

常规未发现异常结果,60岁以上人群每年复查一次即可。

(二)影像学检查

1.泌尿系超声检查

泌尿系超声是一般人群早期膀胱癌筛查的首选影像学方法。

2.CT或MRI检查

CT或MRI主要用于膀胱癌的临床分期以及确定治疗方案和治疗后随访。

(三)膀胱镜检查

膀胱镜检查是诊断膀胱癌的最主要方法。利用膀胱镜检查能直接查看肿瘤的生长部位、大小、形状以及数目、颜色和是否有出血等,还能确定膀胱癌的临床分期,并取病理进行活检。

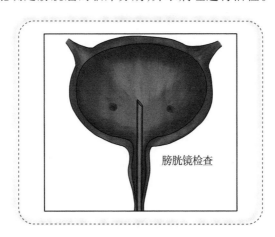

膀胱镜检查

四 如何降低膀胱癌发病风险?

1.改变不良的生活习惯,戒烟,不熬夜。

2.多饮水,少憋尿。

3.不要食用辛辣刺激性食物,尽量清淡饮食。

4.不擅自服用各种药物和保健药。

5.有膀胱癌家族史以及长期接触化工产品者,要定期体检,尽早预防。

6.保持愉悦的心情,日常多参加一些体育活动,不仅能够增强体质,还能够提高免疫力。

主检医师说

1.膀胱癌高危人群提倡早筛查、早发现、早治疗。

2.年龄在40岁以上或伴高危因素的人群出现无痛性肉眼血尿,应尽早启动膀胱癌筛查。

3.膀胱癌筛查主要手段有尿常规、泌尿系超声、膀胱镜等。

(卢力沾)

第十三节 胆囊癌

胆囊位于右方肋骨下、肝脏后方的肝脏胆囊窝内,有浓缩和储存胆汁的作用。胆囊分底、体、颈、管四部分,颈部连接胆囊管。胆囊癌是指发生于胆囊(包括胆囊底部、体部、颈部及胆囊管)的恶性肿瘤,其发病率居消化道肿瘤第六位。胆囊癌患者五年总体生存率仅为5%。胆囊癌恶性程度高、转移早、进展快,由于与肝脏的紧密毗邻关系,很容易发生扩散。然而,胆囊早期癌变没有特异性的临床症状,早期诊断仍是目前临床面临的一个难题。

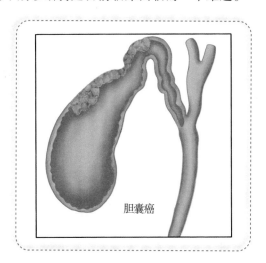

胆囊癌

一、胆囊癌的危险因素有哪些?

胆囊癌的发生与以下危险因素相关。

(一)危险因素

1.胆囊结石

胆囊结石患者患胆囊癌风险是无胆囊结石人群的13.7倍。

2.胆囊息肉样病变

胆囊息肉,特别是直径为 10mm 及以上的胆囊息肉,以及单发息肉或无蒂息肉,生长速度快,都是胆囊癌的危险因素。

3.胆囊慢性炎症

胆囊慢性炎症伴有黏膜腺体不均匀钙化或点状钙化被认为是癌前病变。

4.“保胆取石”术后胆囊

术后导致结石形成的危险因素和胆囊炎症未消除。

(二)可能的危险因素

1.先天性胰胆管汇合异常。

2.胆囊腺肌症。

3.胆道感染。

4.肥胖与糖尿病。

5.女性,高龄。

6.原发性硬化性胆管炎。

7.有胆囊癌家族史。

8.原发性硬化性胆管炎。

9.吸烟。

10.黄曲霉素、重金属等化学暴露。

二° 胆囊癌的临床表现有哪些？

胆囊癌起病隐匿,无特异性临床表现。早期多无症状体征,常被胆囊炎、胆囊结石及其并发症如腹部不适、食欲下降或体重减轻等所掩盖。一旦出现明显临床症状,如黄疸、发热及腹痛等,多已是中晚期。

三　胆囊癌筛查方法有哪些？

（一）影像学检查

影像学检查是目前诊断胆囊癌的最重要手段，各种影像学方法各有其优缺点。

1.腹部超声检查

腹部超声能发现息肉样及侵入邻近结构的胆囊占位，具有简便、无创的特点，但灵敏度低，是一般人群胆囊癌筛查的首选方法。

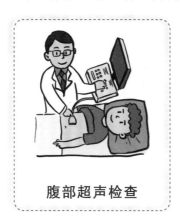

腹部超声检查

2.腹部CT或MR增强检查

增强CT能清晰显示胆囊占位性病变的形态、肿大的区域淋巴结、肝脏受累、血管侵犯及远处转移情况，是胆囊癌最主要的诊断手段。MR能清晰显示轻微的胆管阻塞、胆管移位和挤压。腹部CT或MR适用于胆囊癌高危人群筛查，也用于胆囊癌临床分期、确定治疗方案和治疗后随访。

（二）血清学检查

常见的血清肿瘤标志物有糖链抗原199（CA199）、癌胚抗原（CEA）、糖链抗原724（CA724），联合检查可提高胆囊癌筛查的敏感性和特异性。

四° 如何降低胆囊癌发病风险？

（一）养成良好的生活习惯

保持理想体重，肥胖者应积极减重，适当运动，加强体育锻炼；避免久坐不动；生活规律，健康饮食；增加水果、蔬菜等食物摄入，避免长期进食高脂肪或烧烤食物；忌烟酒。

（二）及时控制胆道系统感染

彻底治疗急性胆囊炎，避免其转为慢性。

（三）积极治疗易发生结石的相关疾病

积极治疗糖尿病、慢性肝病等。

（四）科学普及胆囊癌预防知识

对胆囊良性疾病患者加强随访工作。

（五）认识胆囊癌各种高危因素

积极及时实施"胆囊切除术"。

（六）关注环境健康

尽量不长期接触重金属（镍、镉、铬等），避免食用被黄曲霉毒素污染的食物。

主检医师说

1.预防为先是预防胆囊癌和提高早期诊断率的唯一策略。

2.警惕胆囊癌高危因素，高危人群提前启动胆囊癌筛查。

3.胆囊癌早期筛查推荐腹部超声检查，必要时联合上腹部增强 CT 或 MR 检查。

（臧国尧）

第十四节　脑　癌

　　大脑,是人体最精密的器官,它通过神经元与人体的各个器官进行连接,控制着人体运动、感觉的产生及高级脑功能的实现,共同构建起人体的大脑神经网络。在某些特定条件下,脑部正常细胞变为异常细胞且不受控制地生长,就会形成脑肿瘤。而脑癌,就是生长在大脑内的恶性肿瘤,是我国常见的十大恶性肿瘤之一。脑癌包括由脑实质发生的原发性脑癌和由身体其他部位转移至颅内的继发性脑癌。

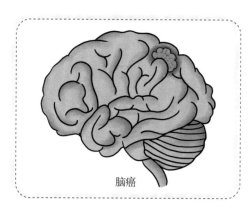

脑癌

一、脑癌的高危因素有哪些?

　　(一)遗传病

　　有1%~5%的脑肿瘤是遗传病导致,相关研究证实,少数几种肿瘤已明确与遗传有关,如神经纤维瘤病、血管网状细胞瘤、视网膜母细胞瘤等。

　　(二)电离辐射

　　电离辐射是目前唯一明确的脑肿瘤的环境危险因素。电离辐射包括宇宙射线、X射线和来自放射性物质的辐射。原子弹爆炸产生的辐射就属于该类型,有关原子弹爆炸幸存者和儿童期癌症生存者的队列研究证实,辐射与多种脑肿瘤风险增加相关,包括脑膜瘤、胶质瘤和神经鞘瘤。

（三）化学因素

N-亚硝基化合物与脑肿瘤风险增加有关,生活中N-亚硝基化合物主要存在于烟草烟雾、化妆品、汽车内饰和腌肉等物质中。

（四）其　他

潜在危险因素包括电磁辐射、神经系统致癌物、过敏性疾病和病毒感染等。

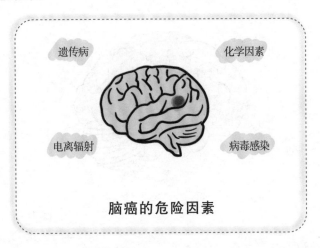

脑癌的危险因素

二 脑癌的临床表现有哪些?

脑癌的临床表现是多样的,因脑癌的不同类型、发病部位、生长速度、年龄等因素而不同,主要表现见表5-3。

表 5-3 脑癌的临床表现

症状	特点
头痛	以前额及颞部为主,呈持续性头痛,阵发性加剧,常在晨起时头痛严重,间歇期可以正常
恶心、呕吐	常伴随头痛出现,表现为恶心及喷射状呕吐
视乳头水肿及视觉异常	可出现复视、视力丧失或视野的突然丧失
精神及意识障碍	头晕、一过性黑矇、猝倒、意识模糊、精神不安或淡漠、听力障碍,也可发生癫痫,甚至昏迷
其他	人格或行为改变、突发言语或理解障碍、凝视、记忆问题或大脑混沌、肢体无力或麻木、平衡和行走障碍、幼儿发育停止

三、脑癌的筛查方法有哪些?

目前针对脑癌的影像学检查方法主要有CT和MR检查。

脑部CT是脑癌的首选筛查手段,检查速度快,费用不高,如平扫发现异常再做增强CT或颅脑MR。

颅脑MR检查能清晰显示脑癌的大小、位置、形态及其与神经血管的关系,是诊断脑癌最主要的检查方法。但是,MR不能显示脑癌钙化和邻近骨质改变。因此,脑部CT和MR是相辅相成的,不能完全互相替代。

四、如何降低脑癌发病风险?

1.产前夫妻双方依据家族情况进行一定遗传病筛查,避免接触电离辐射,减少与含N-亚硝基化合物的接触。

2.避免接触电离辐射、脑肿瘤相关的化学物品。

3.养成良好的生活习惯,戒烟、限酒。保持良好的心态应对压力,加强体育锻炼。

┌─ **主检医师说** ─────────────────────────────┐

　　1.脑癌的发病机制尚不明确,已知病因包括某些遗传病、电离辐射、化学物质等。

　　2.脑癌的临床表现是多样的,视脑癌的类型等因素而不同,其中头痛是本病的最常见症状。

　　3.颅脑CT或MR检查是脑癌最常见的筛查方式。

└───┘

（卢力沾）

第六章

认识其他常见健康问题

第一节　慢性便秘

便秘是一种临床症状,表现为排便困难和(或)排便次数减少、粪便干硬。我国成人慢性便秘的患病率为4%~10%,老年人便秘的患病率较青壮年明显增高,约1/3的老年人可出现便秘。正常人每日排便1~2次或1~2天排便1次,便秘患者每周排便少于3次,并且排便费力,粪质硬结、量少。慢性便秘是指便秘病程≥6个月。慢性便秘严重影响日常生活质量,需早期识别与干预。

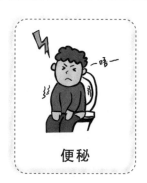

便秘

一、便秘的常见原因有哪些?

便秘常见的原因有很多,通常分为三类:功能性疾病、器质性疾病、药物影响。其中功能性疾病最为常见。

（一）功能性疾病

功能性疾病所致的便秘属于原发性便秘，主要分为功能性便秘、功能性排便障碍和便秘型肠易激综合征三种类型，是临床最主要的慢性便秘的病因，具体内容见表6-1

表6-1　功能性疾病分类及诊断

功能性疾病	
功能性便秘	必须包括下列2项或2项以上： ·至少25%的排便感到费力； ·至少25%的排便为干球状粪或硬粪； ·至少25%的排便有不尽感； ·至少25%的排便有肛门直肠梗阻感和（或）堵塞感； ·至少25%的排便需要手法帮助（如用手指帮助排便、盆底支持），每周自发排便次数＜3次/周； ·不用泻药时很少出现稀便； ·不符合肠易激综合征的诊断标准。 诊断前症状出现至少6个月，且近3个月的症状符合以上诊断标准
功能性排便障碍	必须符合功能性便秘的诊断标准 在反复尝试排便过程中，至少包括以下3项中的2项： ·球囊逼出试验或影像学检查证实排出功能减弱； ·压力测定、影像学或肌电图检查证实盆底肌肉（如肛门括约肌或耻骨直肠肌）不协调收缩或括约肌基础静息压松弛率＜20%； ·压力测定或影像学检查证实排便时直肠推进力不足。 诊断前症状出现至少6个月，且近3个月的症状符合以上诊断标准
便秘型肠易激综合征	诊断前症状出现6个月以上，近3个月以来，反复腹痛，每周至少有1天出现腹痛，并伴有以下2项或2项以上异常改变者： ·与排便相关； ·与排便频率改变相关； ·与大便性状改变相关。

（二）器质性疾病

器质性疾病导致的继发性便秘,不仅仅限于结肠原发疾病如结肠肿瘤等,还有其他系统疾病,如内分泌和代谢性疾病、神经系统疾病和肌肉疾病,具体内容见表6-2。

表6-2　器质性疾病分类

器质性疾病	
肠道疾病	结肠肿瘤、憩室、肠狭窄或梗阻、巨结肠、结直肠术后、肠扭转、直肠膨出、痔、肛裂、肛周脓肿和瘘管、肛提肌综合征、痉挛性肛门直肠痛
内分泌和代谢性疾病	严重脱水、糖尿病、甲状腺功能减退症、甲状旁腺功能亢进症、多发内分泌腺瘤、重金属中毒、高钙血症、低钾血症、卟啉病、慢性肾病、尿毒症
神经系统疾病	脑血管疾病、痴呆、多发性硬化、帕金森综合征、脊髓损害
肌肉疾病	淀粉样变性、皮肌炎、硬皮病、系统性硬化病

（三）药　物

药物也是导致继发性便秘的主要原因,如抗抑郁药、抗癫痫药、抗组胺药、抗震颤麻痹药、解痉药、钙离子通道阻滞剂、利尿剂、单胺氧化酶抑制剂、阿片类药、拟交感神经药、含铝或钙的抗酸药、钙剂、铁剂等。

二° 便秘对人体的危害?

1.由于长期便秘,排便过于用力,可使肛管黏膜向外突出,可能导致静脉回流不畅、局部黏膜破损,导致痔、肛裂、直肠脱垂等发生。

2.慢性便秘在结直肠癌、肝性脑病、乳腺疾病、阿尔茨海默病等疾病的发生中可能起重要作用。

3.合并急性心肌梗死、脑血管意外等疾病时,过度用力排便可导致腹内压急剧升高,严重时甚至可能猝死。

(三) 如有便秘,何时就医？

大部分便秘的原因为功能性疾病,但也有部分患者存在器质性疾病。如存在以下情况,建议尽快就医排查器质性疾病。

1.年龄＞40岁。

2.有报警征象:便血、粪隐血试验阳性、贫血、消瘦、明显腹痛、腹部包块、有结直肠息肉史和结直肠肿瘤家族史。

3.近期内出现便秘,便秘或伴随症状发生变化。

(四) 针对慢性便秘需要做哪些检查？

慢性便秘的辅助检查项目很多,按检查目的可分为两类,一类是排除器质性疾病,包括粪便常规化验和肠镜检查,另一类是评估结直肠和肛门功能,如胃肠传输时间测定、排粪造影、球囊逼出试验等。辅助检查的选择要基于病情的需要和检查的特点两方面考虑,见表6-3。

表6-3　慢性便秘常用辅助检查

检查项目	检查内容或方法	临床意义
粪便常规、隐血试验	观察粪便的一般形态、性状、颜色,检测白细胞、红细胞、黏液、寄生虫等	痔疮或肛裂患者粪便表面可能带鲜血。部分消化道肿瘤患者早期表现为持续或间断的粪便隐血阳性。成人每日消化道出血＞5～10ml,则粪便隐血试验会出现阳性

续表

检查项目	检查内容或方法	临床意义
直肠指检	患者取侧卧位或俯卧位,必要时蹲位做排便动作辅助检查	帮助了解肛门狭窄、粪便嵌塞、直肠脱垂、痔疮、直肠肿块等情况。也有助于了解直肠壁的光滑程度、肛门括约肌功能状态
结肠镜检查	内镜检查直肠、结肠、盲肠、回盲部、部分回肠的黏膜情况	帮助诊断结直肠肿瘤、息肉、憩室、狭窄、溃疡等疾病。结合活组织检查可确诊
结肠传输试验	检查日早餐服食含有20粒不透光标志物的胶囊,然后每隔24小时摄腹部平片1张,直到标志物排出80%以上为止。最多不超过5张腹部平片	根据标记物的分布计算结肠传输时间和排出率,判断是否存在结肠传输延缓、排便障碍
测压法	通过测定肛管直肠的压力,测定肛管静息压、最大缩榨压、直肠感知阈值、直肠最大耐受量等指标	了解排便时肛管直肠压力的改变
球囊逼出试验	首先将球囊置于受试者直肠壶腹内,注入温水(39℃)50ml,然后让受试者取习惯排便姿势(坐或蹲),尽快将球囊排出	用于判断是否属于出口梗阻型便秘
排粪造影	通过向患者直肠注入造影剂,对"排便"时肛管直肠部位进行动态观察	用于便秘相关肛门直肠疾病诊断,如直肠黏膜脱垂、内痔、肠套叠、直肠前突、肠疝、盆底下降综合征等

主检医师说

1.慢性便秘大部分属于功能性疾病,但也有部分患者存在器质性疾病。

2.慢性便秘患者需增加纤维素和水分的摄入,养成良好的排便习惯。

3.年龄＞40岁,有报警征象且近期内出现大便习惯改变的患者需及时就医。

（夏菁菁）

第二节 慢性腹泻

腹泻指排便次数明显超过平时习惯(＞3次/d),粪质稀薄,含水量增加(＞85%),大便可伴有黏液、脓血或未消化的食物。急性腹泻指病程在2～3周内的腹泻,而慢性腹泻指病程＞4周,或间歇期在2～4周内的复发性腹泻。慢性腹泻病因较为复杂,病程迁延。因慢性腹泻的病因不同,临床症状表现也会多样化。腹泻会影响日常工作与生活,需早期识别病因并干预。

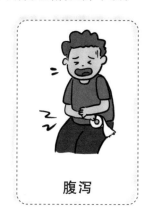

腹泻

一、腹泻的常见原因有哪些?

急性腹泻的原因很多,包括感染、中毒、变态反应性疾病、内分泌疾病、药物等。慢性腹泻可由多种疾病引起,包括功能性疾病(腹泻型肠易激综合征、功能性腹泻)和器质性疾病。大部分慢性腹泻为功能性疾病,慢性腹泻的常见原因见表6-4。

表 6-4　慢性腹泻的常见原因

功能性疾病	
功能性腹泻	≥75%大便为松散或糊状便或水样便；不伴有腹痛或腹部不适；诊断之前症状至少存在6个月，且后3个月符合诊断标准
腹泻型肠易激综合征	症状出现6个月以上，近3个月以来，反复腹痛，每周至少有1天出现腹痛，并伴有以下2项或2项以上异常改变者：与排便相关；与排便频率改变相关；与大便性状改变相关
器质性疾病	
胃肠道疾病	结直肠肿瘤、炎症性肠病、显微镜下结肠炎、乳糜泻、慢性细菌性痢疾、阿米巴肠病、肠结核、肠道淋巴瘤、缺血性肠病、伪膜性肠炎、放射性肠炎、肠道寄生虫感染、Whipple病肠道淀粉样变性、肠道淋巴管扩张
肝胆及胰腺疾病	胆囊切除术后、慢性胰腺炎、胰腺肿瘤
内分泌和代谢性疾病	糖尿病、甲状腺功能亢进症、甲状旁腺功能低下、艾迪生病
激素分泌性肿瘤	血管活性肠肽瘤、胃泌素瘤、类癌
药物性腹泻	抗菌药物、非甾体类抗炎药、泻药、甘露醇、山梨醇、乳果糖、二甲双胍等
饮食相关腹泻	FODMAP饮食*、咖啡因、过量酒精摄入

*注：FODMAP是指富含单糖、双糖、低聚糖、多元醇的碳水化合物，这些食物不易被人体吸收，可加重消化道症状。

腹泻的报警症状有哪些？

如有以下任意一种情况，要提高警惕，及时就医排查器质性原因。

1. 年龄>40岁。

2. 有报警征象：便血、粪隐血试验阳性、贫血、消瘦、明显腹痛、腹部包块、有结直肠息肉史和结直肠肿瘤家族史。

3. 近期内出现腹泻，症状或伴随症状发生变化。

三° 针对腹泻需要做哪些检查？

腹泻的常用检查项目及意义，见表6-5。

表6-5　腹泻的常用检查项目及意义

检查类别	检查项目	临床意义
粪便检查	粪常规、隐血试验、粪便培养、病原学检测（如寄生虫及虫卵、艰难梭菌毒素）、粪钙卫蛋白检测等	帮助了解有无病原体感染、脂肪泻等。粪钙卫蛋白有助于区别器质性疾病病因及功能性疾病病因
血常规和血生化	检查外周血常规和电解质、肝肾功能等	可提示是否存在感染以及病情严重程度、营养状态。初步提示是否存在内分泌疾病
腹部影像学检查	腹部超声、CT、MR，X线钡餐，钡剂灌肠，肠道CT、MR	腹部超声、CT、MR等可了解肝、胆、胰等的病变；X线钡餐、钡剂灌肠等可以观察胃肠道功能状态；肠道CT、MR可了解肠壁及周围情况，初步判断有无器质性疾病
内镜检查及组织学检查	胃镜、结肠镜、小肠镜、内窥镜逆行胆胰管造影（ERCP）、磁共振胰胆管成像（MRCP）	内镜检查对于消化道疾病的诊断具有重要意义。一般慢性腹泻患者建议常规行消化道内镜检查，尤其是有报警症状者更应及时行内镜检查。胃镜检查对全身性疾病、克罗恩病及疑诊乳糜泻者非常重要。内窥镜逆行胆胰管造影（ERCP）、磁共振胰胆管成像（MRCP）等可以帮助发现胰腺及胆囊病变

续表

检查类别	检查项目	临床意义
其他	甲烷-氢呼气试验、甲状腺功能检测,降钙素、生长抑素、甲状旁腺激素水平检测等	甲烷-氢呼气试验有助于诊断碳水化合物吸收不良和小肠细菌过度增长;甲状腺功能、降钙素、生长抑素、甲状旁腺激素等激素测定,有助于内分泌疾病的诊断

主检医师说

1.大部分慢性腹泻是由功能性疾病引起。

2.年龄>40岁,有报警征象的患者,要提高警惕,及时就医排除器质性疾病。

3.功能性腹泻和腹泻型肠易激综合征患者,需避免诱发或加重腹泻症状的食物。

(夏菁菁)

第三节 鼾 症

经常有人说打呼噜(鼾症)就是睡得香,真的是这样吗?其实睡觉打鼾并不代表睡得好,相反,打鼾的人睡眠质量可能并不好,更有甚者可能是得了阻塞性睡眠呼吸暂停综合征。

阻塞性睡眠呼吸暂停(obstructive sleep apnea,OSA)是一种以睡眠打鼾伴呼吸暂停和日间思睡为主要临床表现的睡眠呼吸疾病。该疾病患病率为2%~4%。可导致多系统多器官损害,如高血压、冠心病、心律失常、2型糖尿病等。OSA具有复杂、多变和普遍存在的特性,需早期识别与干预。

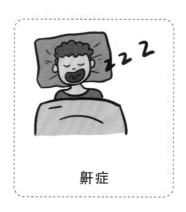

鼾症

一、阻塞性睡眠呼吸暂停的临床表现有哪些?

1.白天嗜睡、醒后精力未恢复、疲劳或失眠。

2.夜间因憋气、喘息或窒息而醒。

3.习惯性打鼾、呼吸中断。

4.伴发如高血压、冠心病、脑卒中、心力衰竭、心房颤动、2型糖尿病、情绪障碍、认知障碍等疾病。

⧨ 阻塞性睡眠呼吸暂停的危害有哪些？

1. 低氧状态可导致全身多器官损害，如心脑等重要器官缺氧，血压升高，血黏稠度升高，易出现血栓等。

2. 睡眠结构紊乱导致内分泌多种激素紊乱，出现肥胖、性欲减退等。

3. 胸腔压力变化，出现反流性食管炎、咽喉炎等。儿童患者还会导致胸廓发育异常。

⧩ 阻塞性睡眠呼吸暂停该如何判断？

请自测以下问题，"是"为 1 分，"否"为 0 分，最后合计总分。本问卷翻译自国际通用的 STOP-BANG 问卷。

1. 您打呼噜声音大吗（比说话声音大或者关上门都能听得到）？

2. 您白天常常感到疲倦、劳累或想睡觉吗？

3. 有人发现您在睡眠中有呼吸停止的现象吗？

4. 您有高血压或正在治疗高血压吗？

5. 您体重指数（BMI）＞35kg/m²吗？

6. 您年龄＞50岁吗？

7. 您颈围＞40cm吗？（测量颈围：皮尺水平置于颈后面第七颈椎上缘，前面于喉结下方即颈部最细的部位）

8. 您是男性吗？

上述自测表可供您初步判断。自测表≥3分，很可能患有阻塞性睡眠呼吸暂停，请及时到医院确诊。

⧪ 如何筛查阻塞性睡眠呼吸暂停？

一般高度怀疑该疾病的患者，医生会建议进行多导睡眠监测

(polysomnography,PSG)或者便携式诊断仪检查睡眠呼吸情况。如有1项及以上症状,PSG或便携式诊断仪监测提示睡眠呼吸暂停低通气指数(apnea-hypopnea index,AHI)≥5次/h,以阻塞型事件为主,则可诊断。或者患者无症状,PSG或便携式诊断仪监测提示AHI≥15次/h,以阻塞型事件为主,也可诊断为该疾病。

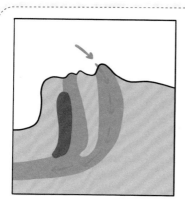

正常呼吸

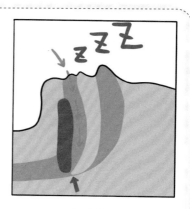

打鼾,气道狭窄

(五)° 如何避免阻塞性睡眠呼吸暂停的发生和进展？——

医生会判断疾病类型,根据不同的情况给予建议。

1.轻症者鼓励减肥,睡眠时侧卧。

2.咽部组织松弛,腭垂、扁桃体肥大导致呼吸道梗塞者,可行手术治疗。

3.重症合并呼吸衰竭时,需应用人工机械通气。

4.EPWORTH-嗜睡量表可以评价嗜睡程度,帮助观察干预前后嗜睡改善情况(详见附件4)。

主检医师说

　　1.打鼾并不代表睡得香,反而需警惕是否患上阻塞性睡眠呼吸暂停。

　　2.如果您有打鼾的情况,建议自评STOP-BANG问卷,≥3分建议医院就诊。

　　3.鼓励采取减重、睡眠侧卧等方式以缓解阻塞性睡眠呼吸暂停症状。

（夏菁菁）

第四节　甲状腺功能异常

甲状腺是人体最大的内分泌腺,主要功能是合成、贮存和分泌甲状腺激素。甲状腺功能异常最常见的有两种,其中一种是甲状腺功能亢进症(简称甲亢),是指甲状腺腺体不适当地持续合成和分泌过多甲状腺激素而引起的内分泌疾病;另一种是甲状腺功能减退症(简称甲减),是甲状腺激素合成和分泌减少或组织作用减弱导致的全身代谢减低综合征。甲状腺功能异常的症状让患者感觉不适,并能影响到患者的情绪、工作和家庭生活,需早期识别与干预。

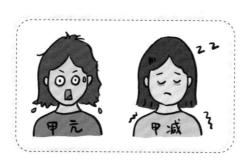

一、甲状腺功能异常的临床表现有哪些?

甲状腺功能亢进症和甲状腺功能减退症的临床表现见表6-6。

表6-6　甲状腺功能异常的临床表现

	甲亢	甲减
代谢	高代谢,怕热,多汗,体重下降	低代谢,怕冷,少汗,体重增加
精神状态	易激动,烦躁,失眠	乏力,嗜睡,少言
皮肤	多汗,少数有双下肢胫骨前方黏液性水肿	皮肤干燥,毛发脱落,手脚掌皮肤可呈姜黄色

续表

	甲亢	甲减
消化系统	食欲亢进,排便次数增多	食欲降低,大便秘结
心血管系统	心动过速,心律失常	心动过缓,心音减弱
体征	突眼,弥漫性对称性甲状腺肿大,少数老年人可有乏力、心悸、厌食、抑郁、嗜睡、体重明显减少等相反表现,称为"淡漠型甲亢"	"面具脸",颜面虚肿,表情呆板、淡漠,面色苍白,眼睑水肿,唇厚舌大,舌体边缘可见齿痕,眉毛外 1/3 稀疏脱落,男性胡须稀疏

二、甲状腺功能异常的危害有哪些?

(一)甲亢的危害

1.甲状腺危象

甲状腺危象表现为高热、大汗、心动过速(心率≥140次/min)、烦躁、焦虑不安、谵妄、恶心、呕吐、腹泻,严重可有心衰、休克及昏迷。

2.甲状腺毒症心肌病

过量的甲状腺激素作用于心脏引起心动过速、心脏排出量增加、心房颤动和心力衰竭。

3.妊娠期甲亢

甲亢对于妊娠的负面影响主要是流产、早产、先兆子痫、胎盘早剥等,如果甲亢没有控制,建议先控制甲亢再考虑妊娠。

(二)甲减的危害

1.育龄女性月经紊乱或月经过多、不孕,女性溢乳、男性乳房发育等。

2.甲减症患者可伴有心肌改变或心包积液,或者两者并存,临床上表现为心脏扩大、心射血量减少及心电图示肢体导联低电压等,但临床发生率低。

3.少数甲减患者可出现黏液水肿性昏迷。

4.甲减可增加妊娠高血压、自然流产、早产、围产期死亡及低体重儿等风险,且妊娠期甲减还可导致胎儿神经系统损害,影响智力发育。

三、哪些人群需要特别关注甲亢?

(一)女 性

20～40岁女性容易情绪波动大,暴躁易怒,容易内分泌紊乱,导致免疫力下降。

(二)碘缺乏地区

结节性甲状腺肿和甲状腺腺瘤亦会导致甲亢。

(三)精神压力大的人

甲状腺激素属于抗压力性激素,在压力过大的时候可能会导致甲状腺激素分泌过多,从而诱发甲亢。

(四)有甲亢家族史的人

有甲亢家族史的人,发生甲亢的概率比一般人要大。

四、哪些人群需要特别关注甲减?

1.有自身免疫病者或一级亲属有自身免疫性甲状腺疾病者。

2.有颈部及甲状腺的放射史,包括甲亢的放射性碘治疗及头颈部恶性肿瘤的外放射治疗者。

3.既往有甲状腺手术史或甲状腺功能异常史者。

4.患有精神性疾病者。

5.有服用胺碘酮、锂制剂、酪氨酸激酶抑制剂等药物史者。

6.有恶性贫血或高催乳素血症者。

7.有心包积液或血脂异常、肥胖症(BMI$\geqslant$28kg/m^2)者。

8.计划妊娠及妊娠早期(<8周)的妇女、不孕妇女。

（五） 甲状腺功能异常如何筛查？

甲状腺功能异常主要是依据甲状腺激素水平来进行判断,体内的甲状腺激素 1/2～2/3 存在于甲状腺外,主要以和血浆蛋白结合的形式存在于循环血液中。甲状腺功能异常主要是检测血液中甲状腺功能七项,同时可结合甲状腺超声等检查明确诊断。甲状腺功能异常时的指标变化见表6-7。

表6-7 甲状腺功能异常的指标表现

项目	甲亢	甲减
促甲状腺激素(TSH)	↓	↑
三碘甲状腺原氨酸(TT$_3$)	↑	多↓
四碘甲状腺原氨酸(TT$_4$)	多↑	↓
游离甲状腺素(FT$_4$)	↑	↓
游离三碘甲腺原氨酸(FT$_3$)	↑	↓
甲状腺球蛋白抗体(TGAb)	–	多↑
抗甲状腺过氧化物酶抗体(TPOAb)	多↑	多↑

主检医师说

1.甲状腺功能异常最常见的是甲亢和甲减,而两者之间的临床表现呈现一定的相反性。

2.有甲状腺功能异常遗传高危因素的人群需要积极治疗和改善危险因素,必要时定期随访。

3.甲状腺功能对于胎儿的生长发育至关重要,孕期要定期监测甲状腺功能。

（夏国庆）

第五节　慢性阻塞性肺疾病

慢性阻塞性肺疾病（chronic obstructive pulmonary diseases, COPD）简称慢阻肺，是一种以持续气流受限为特征的可以预防和治疗的常见疾病。COPD多呈进行性发展，与气道和肺组织对烟草、烟雾等有害气体或有害颗粒的慢性炎症反应增强有关。慢性阻塞性肺疾病在我国40岁以上人群中的患病率高达13.7%，是我国第五大死亡原因。正确认识COPD，做好针对性的预防，并早发现、早治疗，具有非常重要的意义。

一、慢性阻塞性肺疾病的临床表现有哪些？

（一）慢性咳嗽、咳痰

慢性咳嗽是COPD常见的症状。以晨起和夜间阵咳为主，出现缓慢，迁延多年。咳痰多为咳嗽伴随症状，痰液一般为白色黏液浆液性；急性加重时痰液变为黏液脓性，不易咳出。

（二）呼吸困难

早期仅在劳力时出现呼吸困难，之后逐渐加重。严重时，休息时也感到呼吸困难。

（三）胸闷和喘息

重症或急性加重患者可能出现胸闷和喘息。

（四）并发症

晚期常有体重下降、食欲减退、精神症状如抑郁焦虑等并发症。严重的患者可能并发慢性肺源性心脏病和右心衰竭。

三 慢性阻塞性肺疾病的危险因素有哪些？

（一）个体易感因素

个体易感因素包括遗传因素（α1-抗胰蛋白酶重度缺乏）、年龄增长、肺生长发育不良、支气管哮喘和气道高反应性、低体重指数等。

（二）环境因素

长期吸烟或有"二手烟"接触史，工作中长期接触粉尘、有毒有害化学气体、重金属颗粒等，居住地空气污染严重，长期使用燃煤、木柴取暖等环境因素也是 COPD 的危险因素。

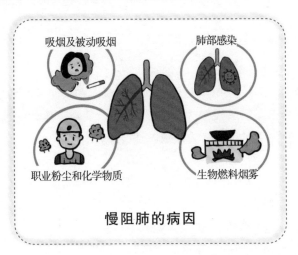

吸烟及被动吸烟　　肺部感染

职业粉尘和化学物质　　生物燃料烟雾

慢阻肺的病因

三 慢性阻塞性肺疾病的辅助检查有哪些？

（一）肺功能检查

肺功能检查为诊断慢阻肺的"金标准"。吸入支气管扩张剂后的第1秒用力呼气容积占用力肺活量百分比（FEV_1/FVC）＜0.7，则可以确定为持续存在气流受限。

(二)胸部X线检查

早期X线可无明显变化,随着病程进展可能出现肺气肿的特征。

四 自测是否为慢性阻塞性肺疾病的高危人群?

可以通过慢性阻塞性肺疾病自测量表(详见附件5)明确是否为COPD的高危人群,量表总分≥16分则为COPD高危人群,建议进一步就诊。

五 慢性阻塞性肺疾病的危害有哪些?

COPD如控制不佳,可以导致肺功能衰竭,肺心病等。另外,可能出现多种并发症包括代谢综合征、骨骼肌功能障碍、骨质疏松、焦虑抑郁和肺癌等。

六 如何避免慢性阻塞性肺疾病的发生和进展?

(一)减少危险因素暴露

戒烟,避免吸"二手烟",雾霾天减少户外活动或戴好口罩,减少生物燃料接触,使用清洁燃料,改善厨房通风,减少职业粉尘暴露和化学物质暴露。

(二)规律运动,合理膳食

可进行适当的锻炼,比如太极、八段锦,以增强体质;慢阻肺患者抵抗力差,在天气转凉、季节变换时需要添加衣被,防寒保暖;合理膳食,保持营养均衡摄入,保持心态平和。

(三)疫苗注射

推荐慢阻肺患者注射流感疫苗,所有年龄>65岁的患者推荐注射肺炎链球菌疫苗。在每年流感季节来临前1个月接种,主要为秋冬季节。

（四）呼吸康复、自我管理

呼吸康复方案最好持续6～8周，推荐每周进行2次指导下的运动训练，包括耐力训练、间歇训练、抗阻或力量训练。学会自我控制病情的技巧，如腹式呼吸及缩唇呼吸等。

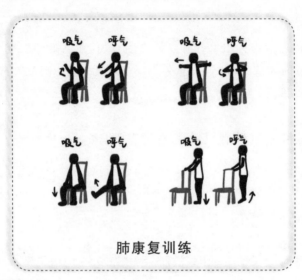

肺康复训练

主检医师说

1.慢阻肺是最常见的呼吸道疾病，防治重点为控制疾病的发展和并发症的发生。

2.慢阻肺如控制不佳，可导致心、肺功能受损，严重影响生活质量。

3.慢阻肺预防的关键在于减少危险因素暴露，增强体质和合理膳食。

（夏国庆）

第六节　骨质疏松症

骨质疏松症是一种以骨量减少和骨组织微结构破坏为特征，导致骨脆性增加和容易发生骨折的代谢性骨病。骨质疏松症是一种与增龄相关的骨骼疾病，随着年龄增长，其发病率不断增高，我们通常所说的骨质疏松症人群大多数是指绝经后的女性和老年人。研究显示，2021年中国60岁以上老年人骨质疏松症的患病率为35.9%，其中男性为27.3%，女性为48.4%。骨质疏松可防可治，适当的防治方法可以避免骨质疏松以及其导致的骨质疏松性骨折。

一　骨质疏松症的临床表现有哪些？

（一）骨痛和肌无力

骨质疏松症患者大多数没有特异性症状，多是检查时被发现。严重者常感觉腰背痛、乏力或全身骨痛。骨痛通常为弥漫性，没有固定的部位，检查也不能发现压痛区（点）。乏力常于劳累或活动后加重，负重能力下降或不能负重。

（二）身高变矮

身高变矮常见于椎体压缩性骨折，有或无明确诱因，骨质疏松症患者会表现为上半身（头顶至耻骨联合上缘）短于下半身（耻骨联合上缘至足底），常被人发现身材变矮，严重者出现驼背。

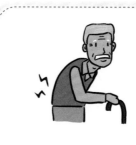

骨质疏松

（三）骨　折

骨折常因轻微活动或创伤而诱发，于弯腰、负重、挤压或摔倒后发生（亦称脆性骨折）。骨折的好发部位为脊柱、髋部和前臂，其他也可见于肋骨、盆骨、肱骨,甚至锁骨和胸骨等。

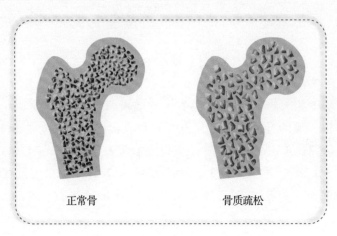

正常骨　　　　　　　　骨质疏松

二。 骨质疏松症的危害有哪些？

1.骨折既是骨质疏松症的临床表现,也是其严重危害之一,而且可导致驼背和胸廓畸形等脊柱病变。

2.胸廓畸形者常会有胸闷、气短、呼吸困难等表现;胸廓活动受限还可导致心排血量、肺活量、肺最大换气量下降,易出现呼吸道感染及心肺功能不全。

3.老年髋部骨折患者常因感染、合并的心血管病或慢性器官衰竭而致死亡率增加,且长期卧床可加重骨丢失,同时由于感染等使骨折极难愈合,延长卧床时间,引起恶性循环。

4.骨质疏松对心理状态及生命质量的影响包括恐惧、焦虑、抑郁、自信心丧失等。老年患者自主生活能力低下,以及骨折后缺少与外界接触和交流,均会给患者造成巨大的心理负担。

三。 哪些人群需要特别关注？

骨质疏松症是一种增龄性疾病,每个人都有关注骨质疏松症带来的风险的必要,对危险因素的早期筛查与识别,即使发生过骨折的患者,经过积极的治疗改善危险因素,亦可有效降低再次骨折的风险。为此,我们对可能的高危因素做出简单梳理,见表6-8。

表6-8 骨质疏松症高危因素

因素	内容
不可改变的因素	老龄化;过早停经史(<45岁);有脆性骨折史或家族脆性骨折史
不良的生活方式和生活环境	低体重(BMI<20kg/m²);大量饮酒(酒精20g/d);吸烟;高钠摄入;钙和(或)维生素D摄入不足;长期卧床;光照减少;日常活动减少
共患疾病	糖尿病;甲状旁腺功能亢进;性腺功能减退症;多发性骨髓瘤;骨肿瘤;肾脏疾病;营养吸收不良综合征等
服用药物	糖皮质激素;质子泵抑制剂;抗抑郁药物;抗癫痫药等

(四) 骨质疏松症如何筛查?

(一)根据年龄和体质量进行快速查对评估,确定风险程度(见图6-1)

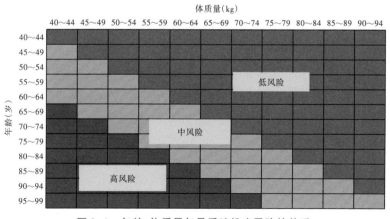

图6-1 年龄、体质量与骨质疏松症风险的关系

(二)超声骨密度仪

超声骨密度仪是体检中最常用的骨密度测量仪器,其利用超声波测量人体跟骨、髋骨、腔骨及指骨等与骨质量相关的参数,反映人体骨质量值,从而诊断被测者的骨质状况。

(三)双能X线吸收检测法

双能X线吸收检测法是临床最常用的骨密度测量仪器,是诊断骨质疏松的金标准,其主要测量部位为中轴骨,包括腰椎和股骨近端。

(四)实验室相关指标

骨代谢标志物包括25-羟基维生素D、1型前胶原氨基端前肽、1型胶原羧基末端肽、血清骨钙素、降钙素、甲状旁腺素等。通过检测骨代谢标志物可以了解被检者的骨代谢水平,也就是骨形成及骨吸收的活跃程度。

五° 生活中如何防治骨质疏松症? ━━━━

针对骨质疏松症的发生我们应该积极改善可控因素,如保持健康的生活方式、早期预防识别,以避免骨质疏松给我们带来的危害。

1.加强营养,均衡膳食,摄入富含钙、低盐和适量蛋白质的均衡膳食。

2.加强运动,多从事户外活动,加强负重锻炼,增强应变能力,防止跌倒。

3.纠正不良的生活习惯,戒烟、限酒,避免过量饮用咖啡及碳酸饮料。

4.适当补充钙和维生素D,充足日照,促进钙的吸收。

主检医师说

1.骨质疏松症是增龄性疾病,老年人骨质疏松引起的并发症危害大。

2.可以通过年龄、体重初步筛查骨质疏松症,确诊需要进行双能X线吸收检测法检查。

3.骨质疏松症可防、可治,早期识别、发现并治疗骨质疏松症,可以改善生活质量。

（夏国庆）

第七节　病毒性肝炎

病毒性肝炎类型包括甲、乙、丙、丁、戊型肝炎,其中可以引起慢性病毒性肝炎的主要是乙型和丙型肝炎。目前全球约有2.4亿慢性乙型病毒性肝炎(hepatitis B virus,HBV)感染者,1.1亿丙型病毒性肝炎(hepatitis C virus,HCV)感染者,且每年有约140万人死于肝炎相关疾病。慢性病毒性肝炎所致疾病的全球负担很重,但知晓率偏低。据统计,全球只有约10%的HBV感染者和19%的HCV感染者了解自己的感染与疾病状况。

一、病毒性肝炎的临床表现有哪些?

病毒性肝炎可以分为急性肝炎和慢性肝炎。急性肝炎的临床表现可有全身乏力、食欲减退、恶心、呕吐、厌油、腹胀、肝区痛、尿色加深等;黄疸期患者皮肤和巩膜会出现黄疸,最后维持1~2个月症状消失。约10%的急性乙型病毒性肝炎患者和超过50%的丙型病毒性肝炎患者会转变为慢性肝炎。

轻度慢性病毒性肝炎的临床表现有乏力、头晕、食欲减退、厌油、肝区不适、睡眠欠佳,严重者会有乏力、食欲减退、尿黄等表现,可伴有肝病面容、肝掌、蜘蛛痣、脾大等;有些患者甚至会出现重型肝炎(肝衰竭),表现为一系列肝衰竭症候群:极度乏力,严重消化道症状,神经和精神症状(嗜睡、性格改变、烦躁不安、昏迷等),有明显出血现象,可出现中毒性鼓肠、肝肾综合征等。

二、病毒性肝炎的危害有哪些?

(一)肝功能异常

病毒性肝炎的首要危害就是对于肝细胞的损害,体内的病毒不断攻击肝细胞,导致肝细胞死亡,引起肝脏的炎症、肝功能异常,从而导致肝脏对其他物质的处理出现问题,引起肝腹水、贫血、肝性脑病等。

（二）消化道症状

当肝脏炎症导致肝细胞严重坏死时,可引起凝血因子减少、血小板减少等,患者出现上消化道出血如黑便、呕血等不适症状,如果不及时处理,可诱发如肝性脑病、腹水、感染的发生。

（三）肝硬化

慢性乙型肝炎患者的肝脏病变不断进展,可导致肝脏结构重构,引起肝硬化,从而导致门静脉高压及脾功能亢进、食管胃底静脉曲张破裂出血、肝性脑病、腹水、肝衰竭等多种严重并发症。

（四）原发性肝癌

在儿童期感染 HBV 的人群中,有一定的概率在成年时会进展成肝硬化和原发性肝癌。HCV 相关原发性肝癌发生率与感染 HCV 的病程长短有关,主要见于进展期肝纤维化或肝硬化患者,一旦进展成肝硬化,肝癌的发生率也会相应升高。

三、哪些人群需要特别关注？

（一）乙肝高危人群应定期筛查 HBV 血清学标志物

1.孕妇。

2.HBV 感染者的家庭成员。

3.医务工作者。

4.接受抗肿瘤治疗（化学治疗或放射治疗）或免疫抑制剂或直接抗 HCV 药物治疗者。

5.HIV 感染者。

（二）丙肝的高危因素

1.所有静脉药瘾者。

2.高危性行为(包括多个性伴侣和男男同性恋者)。

3.暴露于 HCV 的人群有医院传播危险的,如医务相关工作者。

4.进行特殊或侵入性医疗操作(包括手术)前,宜立即检测抗-HCV。

三 病毒性肝炎如何筛查?

血清学检测是筛查病毒性肝炎的首选检测方法,针对 HBV 感染的筛查就是俗称的"乙肝病毒两对半"检查,而 HCV 感染血清学筛查通常指的是对于 HCV 抗体的检测。乙肝、丙肝肝炎血清生物标记物检测阳性的临床意义见表6-9。

表6-9 病毒性肝炎血清生物标记物检测阳性的临床意义

项目	阳性意义
乙肝表面抗原(HBsAg)	乙肝早期感染;持续感染;无症状 HBV 携带者
乙肝表面抗体(抗-HBs)	乙肝疫苗接种后;感染后恢复期
乙肝 e 抗原(HBeAg)	急性乙肝感染的早期指标,提示病毒复制活跃,传染性强
乙肝 e 抗体(抗-HBe)	e 抗原消失,e 抗体阳性表示病毒复制活动减弱
乙肝核心抗体(抗-HBc)	感染过乙肝
丙肝抗体(抗 HCV)	感染过丙肝

四 病毒性肝炎的传播途径有哪些?

乙肝、丙肝的传播途主要径包括血液传播(输血及血制品以及使用污染的注射器或针刺等)、母婴垂直传播、性接触传播。

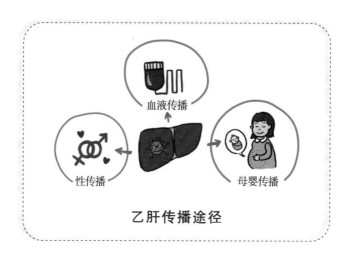

乙肝传播途径

主检医师说

1.病毒性肝炎通常是指乙型和丙型病毒性肝炎。

2.病毒性肝炎引起的肝硬化、肝癌往往十分严重,因此要定期检测,早发现早治疗。

3.乙肝疫苗接种可降低肝癌发病率。

(夏国庆)

第八节　慢性肾脏病

肾脏是人体的重要器官,基本功能是生成尿液、排泄代谢产物、维持体液平衡及体内酸碱平衡,以及内分泌功能。慢性肾脏病是一组影响肾脏结构和功能的异常疾病的总称。预计到2040年,慢性肾脏病将成为全球排名第五的致死病因。目前,我国慢性肾脏病发病率高达10.8%。早期识别慢性肾脏病,预防慢性肾脏病的发生与发展非常重要。

一、慢性肾脏病就是肾虚吗?

答案是否定的。那肾虚、慢性肾脏病的区别在哪里呢？肾亏、肾虚是中医范畴,慢性肾脏病是西医范畴。所以中医讲的"肾"跟实际上的肾脏有很大不同,"肾虚"指的是以生殖功能退化为核心的种种现象,可出现失眠、脱发、呼吸不畅、周身乏力、腰酸背痛、骨质疏松等症状。慢性肾脏病是西医的概念,指的是肾损伤或肾功能减退至少持续3个月。病因治疗是本病最重要的治疗原则,其目的主要是阻止损伤的进一步发生发展,保护肾功能。

二、哪些人容易得慢性肾脏病?

(一)易感因素

慢性肾脏病的易感因素主要为高龄、肾病家族史、急性肾损伤病史、肾质量低(肾切除史、出生体重低)。

(二)疾病或环境因素

疾病因素主要包括心血管疾病危险因素(高血压、糖尿病、肥胖)、心血管疾病、自身免疫性疾病(系统性红斑狼疮、血管炎)、感染(细菌、乙肝、丙肝、艾滋病、血吸虫病、疟疾)、滥用药物或毒素

（非甾体类抗炎药、放射碘造影剂、马兜铃酸）。

国际肾脏病学会把相关性最大的七种因素总结如下图。

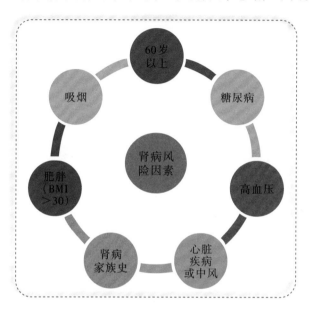

三° 慢性肾脏病的临床表现有哪些？

慢性肾脏病患者起病是隐匿的，大部分症状和体征是由肾功能减退直接引起的。

（一）水　肿

水肿是肾脏病特征性的表现，也是患者就诊最常见的症状之一。慢性肾脏病引起的水肿最常见于两个部位：组织疏松的部位，如眼睑、面部；位置低的部位，如下肢。

（二）泡沫尿

由于肾脏过滤功能减弱，尿中蛋白、糖分等物质含量增高，就会出现泡沫，严重者的表现类似于啤酒花。

（三）高血压

当肾脏受损后，就会出现高血压，这种高血压称为肾性高血压。

（四）尿量改变、夜尿增多

正常成人24小时尿量在1500ml左右，且夜间一般不排尿。慢性肾脏病患者尿量会出现进行性的减少或者增多，且夜尿次数、尿量较以往会增多。

（五）食欲不佳、面色苍白

慢性肾脏病可能导致消化系统异常，尤其是进入到终末阶段，患者会出现食欲差、恶心、呕吐等一系列表现，还会因为贫血而出现面色苍白、无力。

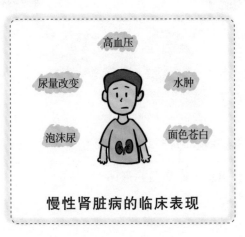

慢性肾脏病的临床表现

四 慢性肾脏病需要做什么筛查？

定期体检有助于提前发现慢性肾脏疾病，从而能够做到早发现、早诊断和早干预，减缓肾脏疾病的进展，甚至对于某些早期症状的患者，及时发现还有治愈的机会。一般来说，健康人需要每年体检一次。主要检查项目如下。

（一）尿常规

尿常规主要用于检测患者的尿是否属于蛋白尿、血尿或者管型尿。健康人每年至少进行一次检查。肾病控制较好的人可以在3～6个月进行一次尿常规检查。

需要注意的是，如果检查发现有微量蛋白尿，不一定是肾脏损伤，因为剧烈运动以及进食大量蛋白，也可能会导致微量蛋白尿，但其可作为评估的一项指标，如果同时有其他异常或不良生活习惯，慢性肾脏病的风险就会增加，短时间内健康状况有可能恶化，不能忽视。

（二）24小时尿蛋白定量

如果多次尿检结果提示有蛋白尿，则可以考虑进行24小时尿蛋白定量检测。如果尿蛋白每天的变化较大，可以考虑连续进行2～3天的尿蛋白定量检测，有肾脏疾病且控制较好的可以每3～6个月进行一次检查。

（三）尿微量白蛋白/尿肌酐

尿微量白蛋白/尿肌酐是早期肾损伤的敏感指标。尿微量白蛋白与尿肌酐比值越高，其尿蛋白严重程度越大，提示目前肾脏的损伤也越严重。

（四）血肌酐、肾小球滤过率

血肌酐是反映肾功能的重要指标。肾小球滤过率反映的是肾脏排泄代谢物的能力。人体的水以及代谢产物主要通过肾小球滤过，肾小球的滤过率比血肌酐这类指标能更好地反映人体肾功能的状态。

按照目前的国际标准，正常人的肾小球滤过率在90～120ml/(min·1.73m²)。如果肾小球滤过率下降，低于60ml/(min·1.73m²)，则提示有肾小球功能的受损。如果肾小球滤过率进一步的下降，低于30ml/(min·1.73m²)，则提示肾脏有中重度的损害。若肾小球的滤过率低于15ml/(min·1.73m²)，称为终末期肾病，需在专科医生的指导下进行肾脏相关的替代治疗的准备工作。

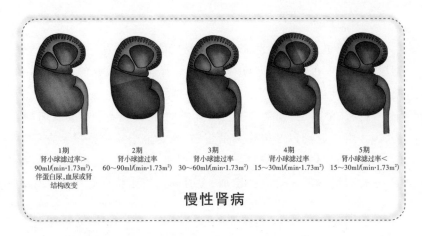

1期
肾小球滤过率>
90ml/(min·1.73m²),
伴蛋白尿,血尿或肾
结构改变

2期
肾小球滤过率
60～90ml/(min·1.73m²)

3期
肾小球滤过率
30～60ml/(min·1.73m²)

4期
肾小球滤过率
15～30ml/(min·1.73m²)

5期
肾小球滤过率<
15～30ml/(min·1.73m²)

慢性肾病

(五)肾脏彩超

肾脏彩超检查可用来观察肾脏有无实质性的病变,是否有肾结石、肿瘤等。当肾脏彩超发现双肾弥漫性改变,双肾体积变小等情况,考虑慢性肾病导致的肾萎缩可能性大,但并不是所有的慢性肾病都存在慢性改变或双肾缩小,所以单纯通过肾脏彩超不能直接判断是否存在慢性肾病的可能,还需要结合患者的病史及上述其他检查进行综合判断。

五 如何降低慢性肾脏病的发病风险? ——

1.合理的饮食搭配

低盐饮食,因为盐的摄入会增加肾脏的负担;适量的优质蛋白饮食,过多的蛋白质在体内会造成肾脏的负担,所以不建议采取大量高蛋白饮食。

2.控制好血糖和血压

长期的高血压和糖尿病会对肾脏造成损害,引起糖尿病肾病和高血压性肾损害,所以一定要控制好血压和血糖。

3.避免服用肾毒性药物

抗生素中的青霉素、庆大霉素,化疗药物顺铂,止痛药中的非甾体类止疼药都具有一定的肾毒性,尽量避免服用;另外,服用中药或中成药要在医生的指导下进行,不可擅自服用中药,以免造成肾功能损害。

4.健康的生活方式

禁止吸烟,限制饮酒;养成规律运动、规律作息的习惯。

主检医师说

1.慢性肾脏病并非"肾虚",而是指肾损伤或肾功能减退至少持续≥3个月。

2.慢性肾脏病患者可有颜面部水肿、泡沫尿、夜尿次数增多及食欲不振等临床表现。

3.每年开展一次尿液检查以及血肌酐、肾脏超声等检查可尽早发现慢性肾脏疾病。

（卢力沾）

第九节　围绝经期综合征

　　围绝经期综合征又称更年期综合征,是指女性绝经前后这段时期因性激素波动或减少所导致的一系列躯体和精神心理症状。更年期是指女性从生育期迈向老年期的一个特殊生理阶段,介于40~60岁之间。据统计,在占我国总人口约11%的40~59岁的女性中,50%以上存在不同程度的绝经相关症状或疾病。

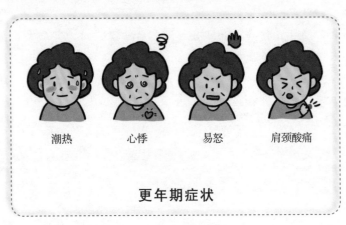

| 潮热 | 心悸 | 易怒 | 肩颈酸痛 |

更年期症状

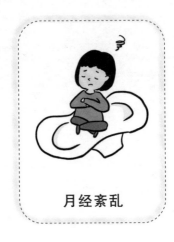

月经紊乱

一、更年期综合征的临床表现有哪些？

更年期综合征的临床表现见表6-10。

表6-10　更年期综合征的临床表现

月经紊乱	可表现为月经周期不规律、经期持续时间变长及月经量的增多或减少
血管舒缩症状	主要表现为潮热、多汗，可反复、短暂地在面部、颈部、胸部等部位出现
自主神经失调	主要表现为睡眠障碍，心悸，头晕，头痛，易疲劳等，也有的患者会出现记忆力减退或注意力不集中等
精神神经症状	表现为焦虑不安或情绪低落、失眠，不能自我控制情绪等
泌尿生殖症状	泌尿道症状包括尿急、尿频、尿痛；生殖道症状包括阴道萎缩、外阴阴道疼痛、瘙痒、干涩、烧灼、刺激、性生活障碍，反复发作的萎缩性阴道炎等
骨关节症状	主要表现为骨关节不适及疼痛、背痛等症状，绝经后易发生骨质疏松及骨质疏松性骨折

二、更年期综合征的危害有哪些？

更年期综合征的各种临床表现不仅严重影响患者的生活与工作，且随着卵巢功能的衰退和体内激素的变化，更年期女性心血管疾病、骨质疏松和骨关节病、盆底功能障碍性疾病、绝经泌尿生殖综合征的患病风险亦明显增加。

（一）心血管疾病风险增加

更年期女性高血压、血脂异常、肥胖、糖耐量减低、糖尿病等心血管疾病危险因素的发生率明显增高。

（二）骨质疏松和骨关节病

女性开始绝经后的10年内，骨吸收大于骨形成，致使骨质丢失而导致骨质疏松和骨质疏松性骨折。雌激素对软骨有保护作用，绝经后女性出现骨关节炎的概率显著增高。

（三）盆底功能障碍性疾病

主要包括盆腔器官脱垂及压力性尿失禁等。

（四）绝经泌尿生殖综合征

绝经后，由于雌激素水平下降，导致阴道和泌尿生殖道上皮细胞的组织学和功能改变，超过一半的绝经后女性会有泌尿生殖道萎缩相关症状。

三. 更年期综合征相关因素有哪些？

（一）年　龄

在40～60岁的女性人群中，年龄越大，发病率越高，病情程度越严重。

（二）个人、家庭状况

婚姻状况、经济条件、文化程度不够理想可导致发病率升高。

（三）社会医疗条件不足，缺乏社区卫生服务

缺乏医疗卫生服务，出现症状不能及时得到疏导和帮助，可导致病情加重。

（四）个人健康认知水平较低

缺乏足够的健康知识，对身体变化比较担心，容易出现焦虑、抑郁等心理疾病。

（五）怀孕/分娩的次数较多

怀孕/分娩次数增加不仅导致女性机体系统发生多次改变，同时加重经济和生活压力，从而诱发更年期症状。

（六）慢性病

因自身罹患慢性病，身体功能减退，心理积压不良情绪，可诱发或加重更年期表现。

（四）更年期综合征如何自我评定？

正处于更年期的女性可通过改良的Kupperman评分（详见附件6）来判断症状严重程度，指导就医。该评分总共包括更年期的13种常见症状，将近2周内的所有症状总分相加得到最终得分。评分<6分为正常；6~15分为轻度；16~30分为中度；>30分为重度。

如果最终得分超过15分，达到了中度至重度水平，需要及时到医院寻求医生的帮助，以平稳度过更年期。

（五）更年期综合征如何诊断？

医生通过病史询问、体格检查、实验室检测和必要时的影像学检查来诊断和评估更年期综合征及其相关疾病风险，见表6-11。

表6-11　更年期综合征的诊断和评估

项目	内容	目的
病史询问	月经情况、临床症状、婚育史、既往病史、手术史及生活方式	了解目前健康状况、评估病情严重程度
体格检查	一般状况检查、乳腺检查、妇科检查	观察全身一般情况是否存在异常状况 排查生殖系统的器质性病变
实验室检查	·性激素 ·甲状腺功能 ·血生化 ·肿瘤标志物 ·HPV联合宫颈TCT检查	·评估卵巢功能状态 ·排除甲状腺相关性疾病 ·评估心血管疾病风险 ·评估肿瘤性疾病风险 ·评估宫颈癌风险
影像学检查	·妇科超声 ·乳腺超声 ·骨密度检查	·排查妇科器质性疾病 ·评估乳腺疾病风险 ·评估骨质疏松风险

注：HPV：人乳头瘤病毒；TCT：液基细胞学。

主检医师说

　　1.更年期是每个女性必经的生理阶段,通常介于40~60岁之间。

　　2.大约一半以上的更年期女性存在不同程度的更年期症状,可轻可重,需要更多地关注。

　　3.更年期女性应定期进行相关的性激素、血糖、血脂、骨密度等检查。

（乔巧华）

第十节　性传播疾病

性传播疾病是指通过性接触传染的一组传染病,简称为性病。我国重点防治的八种性传播疾病是梅毒、淋病、软下疳、性病性淋巴肉芽肿、生殖道沙眼衣原体感染、尖锐湿疣、生殖器疱疹、艾滋病。性病已在世界范围内造成严重的公共卫生问题,在我国已跃居为第二大常见传染病。

一　性传播疾病的临床表现有哪些?

性传播疾病是一组疾病的总称,临床表现因病而异。性病的症状主要表现在生殖器部位,如生殖器、肛门周围出现皮疹、水疱、疮、肿块或疣,阴茎或阴道排出异常或有异味的分泌物,经期外的阴道异常出血,睾丸疼痛或肿胀,阴道肿胀或发红等。感染病原体后性病患者也可能出现全身症状,如流感样症状(疼痛、发热、寒战),体重减轻,盗汗,躯干、四肢皮疹等。

二　性传播疾病的危害有哪些?

1.更易感染和传播艾滋病毒。

2.损害生殖器官。

3.造成不孕不育。

4.导致胎儿或者新生儿感染。

5.导致人体多脏器损害。

6.造成残疾甚至死亡。

三° 哪些人群需要特别关注？

性传播疾病的传播方式包括性接触、非性接触传播、血源传播、母婴传播、医源性传播及性暴力，接吻、触摸在内的性行为均可传播性传播疾病。以下因素会增加患性病的风险，应及时就医。

1.无保护的性行为。

2.多个性伴侣。

3.滥用酒精或吸毒。

4.与他人共用静脉注射的针头。

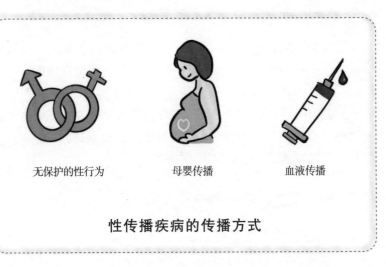

无保护的性行为　　　母婴传播　　　血液传播

性传播疾病的传播方式

四° 性传播疾病如何筛查？

如果出现性传播疾病的相关症状，必须前往医院就诊。医生首先会详细询问病史，如果有不安全性行为、输血等情况，请毫无保留地告诉医生。常见性传播疾病的实验室检查及意义见表6-12。

表6-12　常见性传播疾病的实验室检查及意义

疾病	实验室检查	意义
梅毒	梅毒过筛试验	阳性说明可能感染梅毒,需要确诊试验进一步证实
	梅毒确诊试验	阳性说明患者现在体内感染梅毒,可能需要治疗,或者患者过去感染过梅毒已经治愈。
艾滋病	HIV抗体	阳性说明可能感染HIV病毒
	HIV-1/2抗体	阳性提示确诊HIV病毒感染
生殖道沙眼衣原体感染	衣原体抗原或核酸检测	阳性说明生殖道沙眼衣原体感染
淋病	涂片检查或淋球菌培养	阳性说明感染淋病奈瑟菌
软下疳	杜克雷嗜血杆菌培养/软下疳溃疡的组织病理切片活检/杜克雷嗜血杆菌核酸检测	阳性说明感染杜克雷嗜血杆菌
性病性淋巴肉芽肿	直接涂片染色法、细胞培养法、衣原体抗原检测法	阳性说明L1、L2、L3血清型沙眼衣原体感染
尖锐湿疣	人乳头状瘤病毒检测	阳性说明人乳头状瘤病毒感染
生殖器疱疹	单纯疱疹病毒血清抗体检测	阳性说明感染单纯疱疹病毒感染

【主检医师说】

1.性传播疾病危害大,需引起高度重视。

2.如存在高危性行为、多个性伴侣、滥用酒精或吸毒、共用注射针头等行为,应及时进行性传播疾病的筛查。

3.有生殖器可疑症状时,需到正规医院就医,做到早发现、早治疗。

(乔巧华)

第十一节　焦虑症

　　焦虑症又称焦虑性神经症,是以广泛性焦虑症和发作性惊恐状态为主要临床表现的一类神经官能症,常伴有头晕、胸闷、心悸、呼吸困难、口干、尿频、尿急、出汗、震颤和运动性不安等表现。焦虑症是最常见的情绪障碍,人群患病率为约为5%,发病年龄一般在16～40岁,以女性多见。

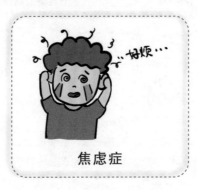

焦虑症

一 焦虑症有哪些高危因素?

　　(一)遗传因素

　　焦虑症患者的亲属患焦虑症的概率远高于一般人,亲属中同病率约为15%。

　　(二)躯体疾病

　　心脏病、脑卒中、癌症等会增加得焦虑症的可能性;甲状腺功能亢进症患者神经内分泌系统紊乱,神经递质失衡,也会出现焦虑症状。

　　(三)社会环境因素

　　工作生活压力大、人际关系紧张、过度劳累等环境因素容易导致焦虑;丧偶、离婚、失业等重大生活事件会给人心理造成极大打击,也容易出现焦虑。

(四)个性特点

自卑、自责、悲观、过度依赖他人的人容易患焦虑症。

二、焦虑症的临床表现有哪些?

(一)病理性焦虑情绪

焦虑症患者可表现为持续性或发作性出现莫名其妙的恐惧、害怕、紧张和不安。有一种期待性的危险感,感到某种灾难降临,甚至有死亡的感受。担心自己会失去控制,可能突然昏倒。有时情绪激动,失去平衡,经常无故发怒,与家人争吵,对什么事情都看不惯,不满意。

(二)躯体不适症状

在焦虑症疾病进展期,通常伴有多种躯体症状,包括心悸、胸闷、气短、心前区不适或疼痛,全身疲乏感,还有失眠、早醒、梦魇等睡眠障碍,部分患者还可有肠道功能紊乱症状。

(三)精神运动性不安

表现为坐立不安、心神不定、搓手顿足、注意力无法集中。

三、焦虑症有哪些筛查方式?

焦虑自评量表是一个含20个项目的自评量表,用于评定焦虑的主观感受及其在治疗中的变化,评定时间为最近1周。

自评量表能较准确地反映有焦虑倾向的精神病患者的主观感受,可作为了解焦虑症状主要的自评工具。所

心理咨询

有项目得分相加即为总分,总分>40分即可判定有焦虑情绪。具体评分细则详见附件1。

四 如何预防焦虑症?

（一）睡眠规律

睡眠不足会使大脑皮质弱化,无用信息过多涌入大脑皮质,引起过度警醒,加重焦虑。

（二）坚持运动

保持运动的习惯很重要,还可以做一些手工。运动方式可以选择跑步、举哑铃等。运动后2~3小时再入睡。

（三）饮食清淡

不能依赖烟酒,要注意清淡饮食。忌辛辣刺激的食物。

（四）保持乐观,学会放松

要乐天知命,知足常乐。要保持心理稳定,勿大喜大悲,要心宽。当感到焦虑不安时,要学会放松。

> **主检医师说**
>
> 1.焦虑症在全球具有普遍性,但可能没有明确的诱因。
>
> 2.可使用简单的焦虑自评量表作为早期筛查,必要时去精神卫生科就诊。
>
> 3.规律睡眠、坚持运动、清淡饮食、保持乐观、学会放松这些都有利于远离焦虑症。

（陈建华）

第十二节　抑郁症

抑郁症是指各种原因引起的以显著而持久的情绪低落为主要临床特征的一类心境障碍，是心境障碍的主要类型。据2017年世界卫生组织统计，全球抑郁症患者总数为3.22亿，患病率约为4.4%，女性患病率高于男性。55～74岁的中老年人为抑郁症的易感人群。我国成人抑郁障碍患病率为6.8%。抑郁症会影响一个人正常的工作、学习和日常生活，需要正规的干预治疗。

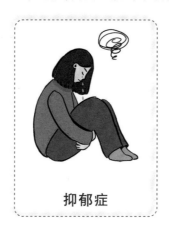

抑郁症

一、抑郁症的高危因素有哪些？

抑郁症的病因很复杂，到目前为止，还没有确切的发病机制。研究发现，抑郁症是多个因素综合的结果，各个因素之间相互作用、相互影响。

（一）心理、社会因素

各种重大生活事件突然发生或持续存在，可引起不愉快的情感体验，严重时可导致抑郁症的发生。

（二）遗传因素

遗传因素在抑郁症的发生中起着非常重要的作用,其一级亲属罹患抑郁症的人群抑郁症发病概率会大大增加,大约是正常人群的2～10倍,抑郁症的遗传度是31%～42%。

（三）生化因素

抑郁症患者往往会出现大脑内神经递质的减少。5-羟色胺和去甲肾上腺素减少常常导致情绪低落、动力下降等。

（四）躯体疾病因素

心脏病、癌症、慢性疼痛等长期慢性疾病,往往可以导致抑郁症。

（六）人格因素

敏感、多疑、情绪不稳、易悲观、自信心低下者容易出现抑郁症。

二。抑郁症的临床表现有哪些?

情绪低落、思维迟缓、意志活动减退是抑郁发作最典型的"三低"症状,但这些症状并不一定出现在所有的患者中。

（一）情感症状

抑郁症患者大部分时间都感到心境抑郁、悲伤、空虚,对以前喜欢的事情或活动兴趣下降或没有兴趣;有的患者会伴随有明显的紧张、担心等焦虑症状。

（二）认知症状

表现为注意力不集中、记忆力减退和思维迟缓等;决策能力明显降低;说话非常缓慢。

（三）躯体症状

躯体症状主要有各种疼痛,以头痛、腰背痛为主;睡眠障碍,如入睡困难、浅睡、早醒、多梦等;全身乏力,心悸,胸闷,胃部不适,腹泻便秘,食欲下降,体重下降,性欲下降。

（三）抑郁情绪和抑郁症如何区分呢？

（一）症状的严重程度

抑郁情绪的严重程度比抑郁症要轻。

（二）持续时间

抑郁症持续时间至少2周,抑郁情绪的时长较短,是一过性的情绪表现。

（三）对功能影响

抑郁情绪对工作、学习、生活等方面的影响不明显。

（四）治疗方面

如能及时关注和调整抑郁情绪,绝大部分会在短期内缓解,而抑郁症往往需要接受专业治疗。

（四）抑郁症如何筛查？

抑郁症可以使用简单的PHQ-9量表来筛查(详见附件3)。需要注意的是,该量表只能表明有抑郁症状,不能确诊抑郁症。

（五）抑郁症的预防方法有哪些？

（一）做运动

适当运动能改善心境,保持心理平衡,让人产生愉悦感。建议进行有氧运动,比如慢跑、瑜伽、健步走、爬山、踢毽子、打羽毛球等。每次运动时间持续30~40分钟。

（二）听音乐

可以根据自己的喜好,选择一些舒缓情绪、疏解压力的钢琴曲。

（三）晒太阳

阳光可以带来健康与快乐,改善情绪、驱散抑郁。白天明亮的光线能给晚上带来高质量的睡眠。注意光线不能太弱或太强,选择早晨或傍晚的时间,走出去户外晒半小时左右太阳。

(四)调节饮食

饮食主要以全谷物、蔬菜、鱼类以及橄榄油、椰子油为主,摄入新鲜食物,少吃加工类肉食和甜食,适量补充维生素。

(五)丰富业余生活

工作之外的时间要好好放松,建议安排一些业余活动,培养多种兴趣爱好,结交朋友。

(六)保证充足睡眠

保持平日规律的生活,睡前不要依赖酒精药物,保持放松心态,无思虑入睡。

(七)保持良好心态

改变看待事物和接受事物的方式可以控制压力,调整好心态,整理好心情。

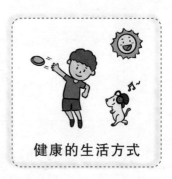

健康的生活方式

主检医师说

1.抑郁症是一种复杂的疾病,是多种因素相互作用、相互影响的结果。

2.健康自评问卷可以作为初步筛查,确诊需要精神卫生科医生进一步规范评估。

3.日常生活中,面对生活和压力,应时刻保持乐观积极的心态,积极锻炼身体。

(陈建华)

第七章

常用体检项目介绍

第一节　血液检查

临床血液检查项目众多,不同的血液检查项目能检查出不同的疾病。常用的血液检查项目主要包括血常规、生化、免疫功能以及其他如性激素、肿瘤指标等。本节主要阐述血液检查常用项目。

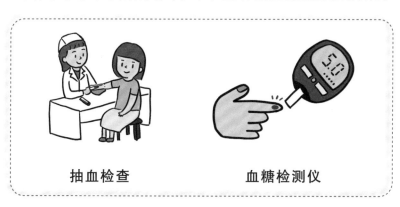

抽血检查　　　　　　　血糖检测仪

一　常用血液检查项目

(一)血常规检查

血常规检查是一项常见的体检项目,通过检测红细胞、白细胞、血红蛋白及血小板计数等项目来评估贫血、感染、血液系统疾病等情况。

(二)血液生化检查

生化检查指标非常多,主要内容有肝功能、肾功能、血脂、血糖、尿酸、心肌酶谱、糖化血红蛋白、甲状腺功能等,我们可以依照自身需求进行相应指标检测。

1.肝功能检查

如存在肝脏疾病,譬如肝炎、药物性肝损等,一般首选肝功能检查。

2.血脂检查

如果平时饮食偏油腻,体形偏胖或者有肥胖家族史,需要注重血脂检查。

3.血糖检查

如果临床出现"三多一少",即多饮、多尿、多食,体重下降,则需要进行血糖检查,包括空腹血糖、餐后2小时血糖以及糖化血红蛋白,排查糖尿病的可能。

4.尿酸检查

高嘌呤饮食者,比如长期食用火锅、海产品、大量饮酒等,需要定期监测血尿酸。

5.心肌酶谱检查

心肌酶谱并非体检常规项目,如果平时有胸闷、胸痛等不适,尤其是活动后有上述情况者,建议及时检测心肌酶谱,评估是否有心脏问题。

6.甲状腺功能检查

具体内容见表7-1。

表7-1 甲状腺功能检查及意义

项目名称	项目内容	常见适用范围
甲功三项	促甲状腺激素(TSH)、游离三碘甲腺原氨酸(FT_3)、游离甲状腺素(FT_4)	常规甲状腺功能体检筛查

项目名称	项目内容	常见适用范围
甲功五项	甲功三项、总三碘甲状腺原氨酸（TT_3）、总甲状腺素（TT_4）	甲状腺功能异常患者，例如甲减或甲亢
甲功七项	甲功五项、抗甲状腺过氧化物酶抗体（TPOAb）、甲状腺球蛋白抗体（TGAb）	自身免疫性甲状腺病患者，例如桥本氏甲状腺炎
甲功八项	甲功七项、甲状腺球蛋白（TG）	甲状腺肿瘤患者

（三）其他常见血液检查项目

1. 术前免疫

术前免疫项目一般包含乙型肝炎病毒（HBV）、丙型肝炎病毒（HCV）、人类免疫缺陷病毒（HIV）、梅毒螺旋体抗体（TP-Ab）检测。

2. 性激素

通过测定性激素水平，包括促卵泡生成激素（FSH）、促黄体生成激素（LH）、雌二醇（E2）、孕酮（P）、睾酮（T）、催乳激素（PRL），可评估女性和男性内分泌功能，以及诊断与内分泌失调相关的疾病。

3. 血清肿瘤标志物

具体项目和推荐检测人群见表7-2。

表7-2　具体项目和推荐检测人群

常见的肿瘤标志物	推荐
甲胎蛋白（AFP）	慢性乙型肝炎患者每半年查一次肝脏B超，联合甲胎蛋白进行肝癌筛查
前列腺特异抗原（PSA）	推荐50岁以后每年进行PSA检查以早期发现前列腺癌；有前列腺癌家族史的男性人群，建议45岁开始筛查
癌胚抗原（CEA）	广谱性肿瘤标志物，它能向人们反映出多种肿瘤的存在，对大肠癌、乳腺癌和肺癌的疗效判断、病情发展、监测和预后评估是一个较好的肿瘤标志物，但其特异性不强，灵敏度不高，对肿瘤早期诊断作用不明显

续表

常见的肿瘤标志物		推荐
糖链抗原12(CA125)		卵巢肿瘤标志物,也可以用来评估肺癌预后
糖链抗原19(CA199)		消化来源,对胰腺癌最敏感,其次是结直肠癌、肝癌,不同的消化道炎症亦可导致其水平升高
糖链抗原72(CA724)		多见于胃癌、卵巢癌,其他肿瘤亦可有不同程度升高,不能作为恶性肿瘤早期诊断或确诊的依据
糖链抗原15(CA153)		乳腺癌首选肿瘤标志物,随乳腺癌分期升高而升高;其他恶性肿瘤也有不同程度的阳性率,一般不用于筛查乳腺癌
其他肿瘤标志物	鳞状细胞癌相关抗原(SCC)	鳞癌特异性指标,常用的宫颈癌、肺癌肿瘤标志物
	神经元特异性烯醇化酶(NSE)	在小细胞肺癌、神经胶质瘤患者中可升高
	细胞角蛋白19片段(CYFRA21-1)	非小细胞肺癌的重要标志物
	糖链抗原242(CA242)	消化来源的肿瘤标志物

三、血液检查前注意事项

(一)血液检查都需要空腹吗?

血常规、甲状腺功能检测不要求空腹,正常饮食对检验结果没有影响;常规生化和免疫检测,检查前3天清淡饮食,不宜吃过于油腻和高蛋白食物,抽血前应禁食8小时以上,以12~14小时为宜,但不宜超过16小时,建议尽量在早上10点前完成抽血。

(二)空腹检查不等于不能喝水

口干或者口服药物饮水50~100ml不影响检查,100ml的量大概是一次性纸杯的2/3左右。

（三）血液检查前是否需要停药？

对于长期服药者,检查前应咨询医生是否需要暂停服药。

主检医师说

1.血液检查是体检、入院常规或诊疗过程的必查项目。

2.常规体检时,建议将血常规、肝肾功能、血脂、血糖作为基本检查项目。

3.甲状腺功能、肿瘤指标等血液检查项目可在医生指导下有选择性地检查。

（黄丽娟）

第二节　尿液、粪便检查

俗话说人有"三急","尿急、便急和屁急",其中"两急"尤其重要：粪便、尿液。

粪便、尿液易得、易操作,同时可以提供身体健康状况的一般信息,因此粪便、尿液检查作为常规体检项目,建议必须检查。

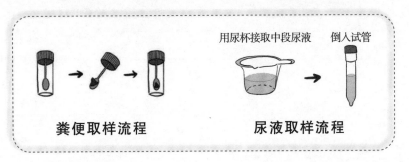

用尿杯接取中段尿液　　倒入试管

粪便取样流程　　　　　**尿液取样流程**

一、粪便、尿液检查内容

粪便检查包括粪常规和潜血检查,对消化系统(如胃肠、胰腺等)的炎症、出血、细菌或寄生虫感染、肿瘤等疾病的筛查有重要的参考价值。因此,如果检查者需要了解胃肠基本情况,可以做大便检查。

尿液检查即尿常规,对泌尿系统(如肾、输尿管、膀胱)的炎症、出血、感染、肿瘤等疾病筛查有重要的参考价值。因此,如果检查者需要了解泌尿系统基本情况,可以首先做尿常规。

二、粪便、尿液检查注意事项

粪便、尿液检查不要求空腹,有部分饮食对检验结果有影响,注意事项详见表7-3。

表7-3 粪便、尿液检查注意事项

项目	饮食要求	标本要求	时间要求
粪便	检前3天两"避免"： ·避免深色蔬菜 ·避免动物血和内脏等	蚕豆大小取量	·避开经期 ·标本2小时内送检
尿液	检前1天两个"低"： ·低蛋白 ·低油脂	中段尿	晨尿或随机尿

主检医师说

1. 粪便、尿液检查是常规体检中重要的基础检查项目。

2. 饮食习惯会影响粪便、尿液检查结果，体检前要避免高糖、高盐和高油饮食。

3. 留取粪便、尿液标本时请务必重视注意事项的告知。

（黄丽娟）

第三节　心电图检查

心电图问世百余年以来,已经作为无创检查技术广泛应用于临床。心电图利用心电图机从体表记录心脏每一心动周期所产生的电活动变化图形。心电图对某些心血管疾病如慢性缺血性心脏病、急性冠脉综合征、心肌炎、心包炎、肺栓塞以及心律失常等有确诊价值。根据原理和用途,心电图可分为多种类型,我们介绍其中三种:常规心电图、动态心电图、运动平板试验。

一、心电图的分类

(一)常规心电图

常规心电图是心电图检查中最常见的一种,记录时间一般为10秒,可以快速筛查及诊断疾病。

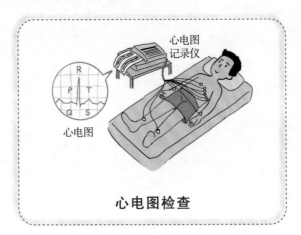

心电图检查

(二)动态心电图

动态心电图是一种能连续记录24~72小时人体心电活动的一种无创性检查方法。动态心电图是由电极、导线、记录仪组成的一个整体,它身材小巧,大约一包烟的大小,由心电图医师佩戴在患者体表,佩戴完成后患者可以正常活动和休息,不受地点和空间的限制。注意佩戴期间不可随意摘取记录仪。

(三)运动平板试验

运动平板试验是心电图负荷试验中最常见的一种,故又称运动负荷试验,它是诊断冠心病等疾病最常用的一种辅助手段。运动平板试验对冠心病的诊断、病变程度判断和预后有重要意义,但运动平板试验有一定假阳性及假阴性比例,应结合患者性别、年龄、冠心病危险因素及其他合并症综合分析。

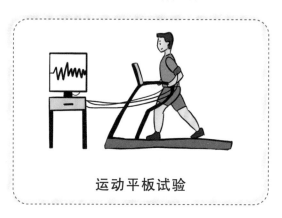

运动平板试验

【小知识】心电图可能需要重复检查才能明确诊断哦！心电图用于诊断疾病时,因为疾病存在阵发性或者进展性的可能,医生可能会建议患者重复行心电图检查以免漏诊。

二、动态心电图检查的适应证和注意事项

(一)动态心电图的适应证

动态心电图的优势在于记录时间长,能反映活动状态下的心电变化,弥补了常规心电图只能做短暂静态记录的不足。通过动

态心电图的检查记录,可以发现偶发的短阵心律失常,或一过性的心肌缺血发作,以及症状出现的时间段和持续时间,出现的频率和缺血程度,心电活动与日常活动的关系也能得到体现,从而为医生诊断提供切实可靠的依据。

(二)动态心电图的注意事项

1.佩戴记录仪期间,尽量避免剧烈运动。

2.不能洗澡,以免进水毁坏记录仪。

3.避免接触强磁场,因为强磁场可能会干扰心电记录信号,影响检查结果。

4.佩戴期间有任何不适的症状需做好详细记录,佩戴完成后连同记录仪一起交还检查室,等待领取检查报告。

三° 运动平板试验的适应证和注意事项 ————

(一)运动平板试验的适应证

1.协助确诊冠心病,筛查无症状的隐性冠心病。

2.评估冠状动脉狭窄的程度,协助医生选择药物或者制定手术的治疗方案。

3.观察冠心病患者药物治疗或手术治疗的效果。

4.帮助诊断不明原因的胸痛。

5.了解各种和运动相关症状的原因,如晕厥、心悸、胸闷。

6.了解是否是运动引起的心律失常。

7.帮助检出无痛性缺血发作。

8.检出早期不稳定性高血压。

(二)运动平板试验的注意事项

1.检查前可少量进餐,禁饮含咖啡因的饮料,禁吸烟、饮酒。

2.检查时穿宽松舒适的衣服。

3.在检查中消除紧张心理,听从医生的指导,从而保证自身的安全。

4.详细告诉医生病史和自身身体感受,如有无胸痛等症状。

主检医师说

1.常规心电图检查无创、便捷,可作为急性心肌梗死、心律失常等心脏疾病的首要检查项目。

2.常规心电图、动态心电图和运动平板试验各有其优缺点与适应证,可以根据需求来选择。

3.采用心电图检查诊断疾病时,因为疾病存在阵发性或者进展性可能,必要时需再次行心电图检查。

(金梦绮)

第四节　超声检查

超声检查一般指医学超声检查,是一种基于超声波(超声)的医学影像学诊断技术,它使肌肉和内脏器官包括其大小、结构和病理学病灶可视化。

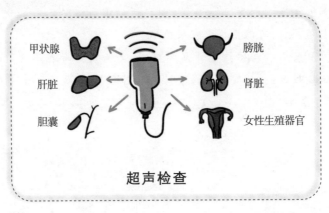

甲状腺　膀胱

肝脏　肾脏

胆囊　女性生殖器官

超声检查

一、超声检查的常规项目和意义

超声检查项目包括浅表器官超声、腹部实质性脏器超声、腹部生殖系统超声、血管超声和心脏超声,具体内容及意义见表7-4。

表7-4　超声检查的常规项目和意义

超声项目	可选部位	意义	举例说明
浅表器官超声	涎腺、颌面部与颈部、甲状腺、甲状旁腺、乳腺和浅表淋巴结	可用B超显示其大小、性质(实质性、液性、混合性)以及肿块的来源、与周围脏器的关系,可以初步鉴定是良性还是恶性	当腹部触及一个肿块,可以先选择浅表器官进行初步检查评估

续表

超声项目	可选部位	意义	举例说明
腹部实质性脏器超声	肝、胆囊、胆管、脾、胰、肾、肾上腺、膀胱等	评估脏器的大小、形状变化、是否处于正常位置；脏器内有无占位、占位的性质以及良恶性预判；盆腔有无肿大的淋巴结、判断有无腹水等	进食油腻食物后经常有右上腹疼痛，可选择肝胆B超，观察胆囊的收缩情况，判断胆囊功能
腹部生殖系统超声	·女性：子宫、卵巢、输卵管等；·男性：前列腺、阴囊、输精管、精索静脉等	通过成像了解内生殖器的形状以及是否有异常现象	妇科B超可以了解子宫的大小、发育、有无畸形、宫颈功能、异常占位、子宫内膜厚度和回声等
血管超声	全身动静脉系统基本均可选择	·动脉：观察动脉有无管腔狭窄、闭塞，有无动脉瘤形成、动脉血栓形成、动脉斑块等一系列病变·静脉：可以观察静脉有无血栓形成，有无静脉瓣膜功能反流、动静脉畸形等一系列的情况	有高血压、糖尿病的患者，超重或饮食偏油腻者可选择颈动脉彩超，评估颈动脉壁病变情况
心脏超声	唯一能动态显示心腔内结构、心脏的搏动和血液流动的仪器	·用于对各种先心病、心脏瓣膜病的诊断·用于各种心肌病、心包疾病的诊断·用于对心功能的评估	体检发现心脏杂音者；高血压、冠心病等慢病基础者；临床表现为反复胸闷气短、不能平卧者等

二 超声检查常见注意事项

超声检查的常规项目和注意事项见表7-5。

表7-5 超声检查的常规项目和注意事项

检查前特殊要求	准备工作	检查举例
空腹	建议检查前3日禁食牛奶、豆制品、糖类等易发酵产气的食物,检查前1天晚餐清淡饮食	·肝胆胰B超 ·经食道心脏超声
充盈膀胱	检查前2小时饮水1000ml左右,检查前2~4小时不要小便	·盆腔的子宫及其附件(无性生活史者建议经腹妇科B超检查)、膀胱、前列腺等脏器 ·怀孕早期检查时需充盈膀胱
排空膀胱	需要提前排尿	怀孕中晚期检查时需排空膀胱
着装及配合	保持衣着宽松、易脱	·检查心脏、乳腺时,应休息片刻后脱鞋平卧于检查床上,解开上衣纽扣,暴露胸部 ·检查甲状腺时,应尽量暴露颈部,并取下颈部佩饰

┌─ 主检医师说 ────────────

1.超声检查安全,有图、有真相,无辐射、无创伤。

2.不同超声检查项目有不同的检查前准备要求,检查前需注意甄别。

3.超声检查对肌肉和软组织显像良好,显示脏器结构的清晰度尚可。

└────────────────────────

(黄丽娟)

第五节　X线、CT、MR检查

X线、CT、MR是常见的放射科检查手段。对于放射性检查项目，普通百姓对此存有诸多疑问，下面我们就来一一介绍。

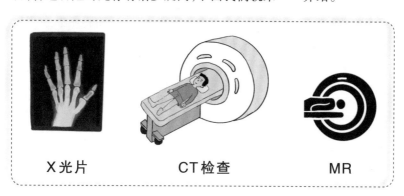

X光片　　　　　CT检查　　　　　MR

一、X线、CT、MR的介绍。

X线、CT、MR的具体内容见表7-6。

表7-6　X线、CT、MR的介绍

项目	X线	CT	MR
原理	X射线会穿过人体，不同组织吸收射线不同形成不同的曝光，遇到被遮挡的部位，底片上不会曝光，洗片后这个部位就是白色的	利用X射线束对人体某部位进行断层扫描，获得人体被检部位的断面或立体图像	一种利用磁共振现象产生的信号来重建图像的成像技术，显影原理是探测水分子的变化
优点	·适合平面透视，速度快 ·价格低	·检查方便、迅速 ·图像清晰，解剖关系明确	·无辐射，无骨伪影 ·具有多功能、多参数成像、软组织分辨率高的特点

续表

项目	X线	CT	MR
缺点	·有一定辐射 ·受制于深浅组织的影像相互重叠和隐藏,有时需要多次多角度拍摄X线片 ·不适宜特殊人群:儿童、孕妇、备孕者	·有一定辐射 ·对软组织肿瘤的定性诊断方面仍有很大的局限性 ·不适宜特殊人群:儿童、孕妇、备孕者	·成本高 ·对运动性器官,如胃肠道常常显示不清 ·体内留有金属物品者不宜检查,例如戴起搏器及避孕环者 ·危重症、幽闭恐慌症患者不宜检查
根据不同部位推荐	·胸部 ·乳腺 ·骨骼及四肢 ·脊柱	·脑和脊髓 ·胸部 ·心脏 ·腹盆部 ·骨骼及四肢 ·脊柱	·软组织、骨肿瘤 ·脑和脊髓 ·中耳内耳系统 ·心脏 ·脊柱

三、X线、CT、MR检查注意事项

1.由于X线存在一定的辐射,在孕早期,也就是怀孕三个月之内,应该要尽量地避免射线检查,中晚期如果胎儿母体有需要,例如外伤等,在做好防护的情况下,是可以进行检查的,CT则需更加谨慎选择。

2.进行影像学检查前,取下身上所有金属物品(手机、手表、项链、耳环、发夹、带金属的衣物、硬币等)。

3.如患有哮喘、既往有造影剂过敏或有海鲜等过敏史者,要尽可能避免增强CT检查。

4.腹部增强CT、冠脉CT检查前需禁食4小时。

5.MR对饮食、药物没有特别要求,但装有心脏起搏器等金属物的患者禁止做MR检查;手术后留有金属钛夹的患者,是否能做MR

检查要医生慎重决定。

6.检查时听从技术人员的指导,保持体位不动,进行平静呼吸、屏气,配合检查。

7.CT、MR增强检查前必须测试肾功能,在肾功能不全时,检查受限。

三、关于辐射的常见问题

辐射对人体的危害主要是血液系统疾病及致癌效应。辐射是否会对人体造成伤害,主要是看辐射剂量。医学上辐射剂量的单位为毫希沃特(mSv),只有超过100mSv,人体患癌的概率才会明显增加。事实上,由于存在氡元素及其子核、地表辐射和宇宙辐射等,我们每时每刻都会受到自然界的辐射,通常约为2.0～3.0mSv/年。我们拍一次胸片,相当于生活10天所积累的射线辐射剂量,仅此而已。辐射无处不在,它不仅存在于放射检查中,生活中也有各种各样的辐射。因此,我们不必如此"逢影像而色变"!

> **主检医师说**
>
> 1.X线、CT、MR三者检查意义并驾齐驱,互为补充。
>
> 2.X线和CT两者检查都具有射线辐射,MR检查无射线辐射。
>
> 3.有幽闭恐惧症以及抢救的危重症患者不宜行MR检查。

（黄丽娟）

第六节 尿素呼气试验

　　幽门螺杆菌（Hp）感染与众多消化系统疾病（慢性胃炎、消化性溃疡、胃黏膜相关淋巴组织淋巴瘤和胃癌等）的发生关系密切，诊断及根除 Hp 是预防胃癌的一级措施。尿素呼气试验（urea breath test，UBT）准确性高，检查依从性好，是检测幽门螺杆菌感染最重要的非侵入性方法之一。尿素呼气试验包括碳 13 尿素呼气试验（^{13}C-UBT）和碳 14 尿素呼气试验（^{14}C-UBT）。

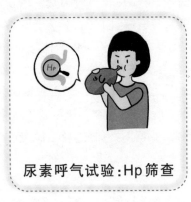

尿素呼气试验：Hp 筛查

一　尿素呼气试验的适应证

　　（一）强烈推荐需要做尿素呼气试验的情况

　　1.幽门螺杆菌根除治疗后的复查。

　　2.消化性溃疡（不论是否处于活动期和有无并发症史）。

　　3.黏膜相关淋巴样组织淋巴瘤。

　　4.慢性萎缩性胃炎、肠化生、上皮内瘤变者。

　　5.一级亲属有胃癌家族史者。

　　6.早期胃癌内镜黏膜下剥离术后。

（二）推荐需要做尿素呼气试验的情况

1.慢性非萎缩性胃炎。

2.服用非甾体抗炎药。

3.长期接受质子泵抑制剂治疗。

4.未经检查的消化不良,无报警症状。

5.免疫性血小板减少症。

6.其他原因不能解释的缺铁性贫血。

7.其他原因不能解释的维生素 B_{12} 缺乏症。

8.无症状的体格检查人群(包括胃部良恶性疾病风险筛查)。

9.幽门螺杆菌感染者的家庭成员(年龄＞18岁)。

10.有意向检测幽门螺杆菌的个人。

三、^{13}C 和 ^{14}C 尿素呼气试验的异同点

^{13}C 和 ^{14}C 尿素呼气试验的异同点见表7-7。

表7-7　^{13}C 和 ^{14}C 尿素呼气试验的异同点

类别		^{13}C	^{14}C
相同点	原理	利用幽门螺杆菌产生的大量正常人体内没有的尿素酶对口服尿素的水解作用:尿素被尿素酶水解为 NH_3 和 CO_2,然后扩散到血液中并被肺排出,通过测定其呼出气体中同位素 ^{13}C 或 ^{14}C 标记的 CO_2 变化情况,即可判断有无幽门螺杆菌感染	
	准确度	一致,95%以上	
不同点	标记同位素不同	^{13}C 是碳的非放射性同位素,非常稳定,对人体无害	^{14}C 是碳的放射性同位素,但其辐射极小。举个例子,乘坐飞机从东京往返纽约的辐射是服用一颗尿素(^{14}C)胶囊辐射的126倍

续表

类别		^{13}C	^{14}C
不同点	样品采集方法不同	^{13}C-UBT需要收集受检者服药前和服药后的两个呼气样本进行对比测量	^{14}C-UBT只需收集受检者服药之后的呼气样本进行测量
	分析方法不同	核素质谱法、红外光谱法（临床应用广泛）	液闪计数仪检测法
	价格不同	高	低

三. 检测幽门螺杆菌，到底选 ^{13}C 还是 ^{14}C？

由于 ^{14}C 有一定的放射性，虽然极其微量，对人体的伤害很小，但仍然不适合备孕者、孕妇、哺乳期女性、儿童检查。因此，孕妇、哺乳期妇女及儿童应尽量避免选择 ^{14}C，而 ^{13}C 几乎没有放射性，适合于任何人群。除孕妇、哺乳期妇女和儿童外，这两种尿素呼气试验的区别不大，医生可根据患者情况酌情选择。

四. 做呼气试验时，患者有哪些注意事项？

1.检测前要求空腹（至少禁食6小时），检测过程中不宜进行剧烈活动。

2.检测前停用各类抗生素至少4周，停用抑制胃酸分泌的药物2周，停用有抑菌作用的中药4周。

3.胶囊应整个吞服，不得咀嚼。胶囊如有破损，不得使用。

4.应在吹气前充分了解吹气流程和注意事项，以免造成药品误用或未能采集到合格样本。

主检医师说

1.尿素呼气试验是检测幽门螺杆菌感染最重要的非侵入性方法之一。

2.^{13}C 尿素呼气试验和 ^{14}C 尿素呼气试验两种检测方式各有异同点。

3.备孕者、孕妇、哺乳期女性、儿童建议选择碳 13 尿素呼气试验,其他人群可酌情选择。

（金梦绮）

第七节　胃肠镜检查

中国排名前五的肿瘤里有4个是消化系统肿瘤,胃镜和肠镜是最直接、高效的检查消化系统肿瘤的手段。胃肠镜可通过纤细软管和摄像头对人体消化道进行检查及治疗。若有腹痛、恶心呕吐、

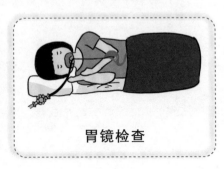

胃镜检查

吞咽困难、大便性状改变等症状,建议进行胃肠镜检查。

一、胃肠镜的分类

(一)普通胃肠镜

胃镜检查借助一根纤细、柔软的管子,伸入胃腔、十二指肠腔,用于观察黏膜、拍摄或治疗。胃镜检查是明确食管、胃、十二指肠疾病诊断的首选手段,也是食管癌、胃癌早期筛查的最佳方法。

肠镜通过肛门进入,可让医生直观看到结肠、直肠的情况。肠镜检查是目前结直肠癌筛查的首选方式,也是结直肠癌诊断的"金标准"。肠镜不仅可用来确诊病变,还可切除息肉等病变。

(二)无痛胃肠镜

无痛胃肠镜是指在检查前通过静脉给予短速效镇静剂和麻醉剂,让患者在"睡眠"中完成胃肠镜检查。

(1)优点:无痛胃肠镜可以消除患者的紧张情绪。检查时,由于胃肠蠕动减少,可发现微细病变。

(2)缺点:以肠镜为例,麻醉药物易使结肠张力降低,可能增加进镜难度,延长检查时间;心肺功能差、对麻醉药物过敏、哮喘的人

使用麻醉剂可能增加风险。

（三）胶囊内镜

胶囊内镜是一种做成胶囊形状的内窥镜，前端是拍摄镜头，胶囊在胃肠道移动过程中拍摄照片并传输到患者随身携带的记录仪上。

（1）优点：全程无痛安全、操作简单便携。

（2）缺点：不能像普通胃镜那样可以操作，缺少灵活性；部分患者胃肠道蠕动快，很可能会遗漏部分病灶；胶囊胃镜不能对病灶进行治疗，发现病灶之后也不能取得病理组织。

（3）禁忌证：已知或临床怀疑胃肠道梗阻、狭窄者；体内有心脏起搏器者；吞咽障碍者及孕妇。

二　胃肠镜检查前注意事项

（一）胃镜前准备

1.禁食禁水准备

检查前一天晚10点后开始禁食，检查前3小时开始禁水，既往有胃部手术病史或胃潴留病史的患者，适当延长禁食时间。

2.药物准备

（1）凡有高血压，心、肺、脑、精神疾病，药物过敏及既往有血小板减少或凝血功能异常者，服用抗凝、抗血小板药物者，需要向医生说明用药情况。

（2）华法林、阿司匹林、氢氯吡格雷等需停药1周后进行检查，利伐沙班、达比加群酯等常规药物需停药3天后进行检查，低分子肝素等需停药12小时以上，特殊情况请咨询医生。

（3）高血压患者当日照常服药，糖尿病患者当日停药。

3.其他准备

（1）检查时请随带干毛巾一块，经胃镜下治疗者请携带以往的检查资料。

（2）检查者请至少保留一只手指未涂指甲油，贵重物品提前取下。

（二）肠镜前准备

1.禁食禁水准备

检查前1日，吃无渣半流质饮食（稀饭、面条、鱼、蛋、肉末，避免吃蔬菜）；平日大便干结的患者只吃流质（如粥汤）；麻醉辅助肠镜检查前禁水3小时以上。

2.药物准备

肠镜前需要服用泻药，不同泻药的用法有所不同，应根据医生的要求服用。服用泻药后为促进肠蠕动，多揉腹部多走动。其他基础疾病的药物准备请参照"胃镜前准备"。

（三）胃肠镜辅助检查准备

1.无痛胃肠镜检查前3个月内完成心电图。

2.无痛肠镜检查前2周内完成血常规、血型、凝血功能检查。

3.有高血压、心脏病、哮喘、精神疾病者，年龄小于18岁或大于60岁者，怀疑有消化道出血者，做麻醉辅助胃肠镜及做胃肠镜下治疗的患者，请家属陪同。

主检医师说

1.胃肠镜检查是食管癌、胃癌和结直肠癌筛查的首选方式，也是诊断"金标准"。

2.普通胃肠镜、无痛胃肠镜和胶囊内镜各有其优缺点，可根据需要选择适合的检查方式。

3.胃肠镜检查需注意术前检查、禁食、泻药服用、药物停用、家属陪同等事项。

（金梦绮）

第八节　肺功能检查

人每时每刻都在呼吸,当呼吸系统出现问题时,患者可能会出现咳嗽、咳痰、咯血、呼吸困难等症状,肺功能检查就是检查患者的呼吸功能是否正常。与常见的肺部X线和CT检查不同,肺功能检查主要检查患者的呼吸能力,肺部X线和CT检查评估的是呼吸系统的结构,两者不能相互替代。

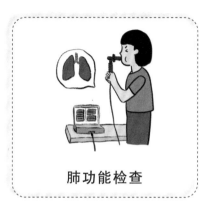

肺功能检查

一、肺功能检查的适应证

1.不明原因的呼吸困难、咳嗽。

2.支气管哮喘的诊断和评估。

3.慢性阻塞性肺疾病的诊断和评估。

4.药物和其他治疗方法的效果评价。

5.肺功能损害的性质和严重程度评价。

6.胸腹部手术者及其他手术项目术前评估。

7.鉴别气道阻塞的类型。

8.职业性劳动力鉴定。

二. 肺功能检查的注意事项

（一）检查前注意事项

肺功能检查是需要患者配合的检查，患者自己要深吸气、深呼气，与医生配合好，才能顺利完成检查，获得正确的检查结果，请做如下准备工作。

1.检查前训练

一只手拿起一张纸放在嘴巴前面10厘米左右，另一只手捏住鼻子，先用口平静呼吸3～4次，然后用口深吸气，随即快速、用力吹气并持续6秒（如同吹蜡烛），要求把纸持续吹动起来。同时，需要注意的是，深吸气和用力呼气过程均不要张大嘴巴。

2.特殊项目

支气管激发试验、支气管舒张试验，在检测前需按医嘱要求时间停用相关药物，如茶碱类、β_2受体激动剂、激素类、抗组胺类等药物。

3.注意事项

避免剧烈运动，避免持续吸入冷空气2小时以上，避免吸烟以及喝咖啡、碳酸饮料等6小时以上。

（二）检查过程中的注意事项

肺功能检查期间快速而用力地吸气和呼气可让被检者咳嗽或感到头晕，还可造成胸部、腹部或头部的压迫感，休息以后即可逐渐恢复。如持续有不适症状，请及时告知医护人员。如在回家后出现不适，应尽快就诊。

（三）检查结束后注意事项

常规肺通气功能、弥散功能检查后无特别注意事项。行支气管激发试验的患者，在检查结束后再观察半小时左右，以免出现哮喘发作。

主检医师说

　　1.肺功能检查主要检查患者的呼吸能力，与肺部 X 线和 CT 检查不能互相替代。

　　2.肺功能检查可用于诊断支气管哮喘、慢性阻塞性肺疾病等疾病。

　　3.肺功能检查需要患者配合，可在检查前进行呼吸练习，有助于获得更准确的结果。

（金梦绮）

第九节 PET-CT和PET-MR

PET,即正电子发射计算机断层显像,是核医学领域比较先进的临床影像检查技术。PET显像是一种无创性分子影像技术,能根据功能及生物学特征来定性分析病变。我们可以简单理解成PET可以显示我们体内组织器官的代谢功能状态。PET-CT和PET-MR顾名思义,是同时具有PET和CT或MR的检查功能。

一、PET-CT和PET-MR的介绍

PET-CT和PET-MR都是核医学技术发展下的最新影像学检查设备,两者既有相似之处,但也存在差别。

表7-8 PET-CT和PET-MR的介绍

	辐射	不宜人群	劣势	推荐检查部位
PET-CT	均有	·危重症患者 ·特殊人群（如儿童、孕产妇等）	对软组织肿瘤的诊断效能有限	·多数脏器及组织的肿瘤检查均适合 ·尤对胸腹部肿瘤诊断敏感性高
PET-MR	均有	·危重症患者 ·特殊人群（如儿童、孕妇等） ·幽闭恐慌症患者 ·体内留有金属物品者	·对运动性器官,如胃肠道疾病诊断效能有限 ·对于肺部、骨骼病灶诊断有局限性	·软组织和解剖结构显示清晰 ·对中枢神经系统、膀胱、直肠、子宫、阴道、关节、肌肉等检查优于CT

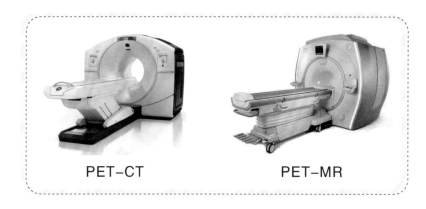

PET–CT　　　　　　　PET–MR

三 PET-CT和PET-MR的注意事项

（一）检查前

（1）检查前24小时不要喝酒、不要做剧烈运动或长时间进行运动。

（2）检查前1天晚餐选择清淡饮食，避免高糖类食物。

（3）检查前禁食6小时（包括食物、含糖饮料、咖啡类饮料及水果等），禁静脉滴注葡萄糖液，预约上午检查者不要吃早饭、预约下午检查者不要吃午饭。做心肌检查者除外。

（4）如近期有做肠道准备、静脉造影和消化道钡餐等检查以及使用胰岛素的糖尿病患者，请按照医嘱处理；PET-MR不可用于身上装有心脏起搏器等带有磁性物质人群。

（5）妊娠期不建议进行PET-CT检查。哺乳期如病情需要行PET-CT检查，检查结束后应人工排出母乳，24小时后方可哺乳。

（二）检查日

（1）检查当日请携带既往所有病历资料，特别是影像检查（CT、MR及超声等）结果报告及病理报告。

（2）建议自带3瓶矿泉水备用，注射显像剂前约2小时饮水1000ml。

(3)按照医生的安排更换专门的检查服装,取下身上所有金属物品(手机、手表、项链、耳环、发夹、文胸、带金属拉链的衣物、硬币等)。

(4)检查前需要排尽小便,排便时不要污染衣服及身体,检查过程中请勿说话及移动身体。

(三)检查后

(1)按压注射点5分钟以上。

(2)注射显像剂后,在专用候诊室内尽量避光安静休息,放松肢体,避免剧烈运动,尽量减少说话,不要咳嗽。不能保持安静的患者(如儿童),需要用镇静剂或采取其他措施。

(3)注射显像剂后需要饮水500ml以上,多喝水,以利于多余的显像剂排出体外,注射显像剂前后1小时内注意保暖。

(4)PET-CT检查后10小时内请勿靠近接触孕妇及儿童。

主检医师说

1.PET-CT和PET-MR是安全可靠、无痛苦、无创伤的检查,尤其适合肿瘤患者。

2.PET-CT和PET-MR对不同疾病的检查灵敏度不尽相同,需遵医嘱执行。

3.PET-MR电离辐射低,代谢迅速,可应用于人群健康体检、母胎医学及儿科疾病的检查。

(黄丽娟)

第十节 其他常用检查项目

一、内脏脂肪检查

（一）内脏脂肪检查的定义

内脏脂肪与代谢性疾病和心血管疾病的关系密切,因此有必要进行准确的测量。内脏脂肪的测量方法中,CT被视为金标准,而新兴的生物电阻抗分析法准确性较好且易于推广。内脏脂肪的测定在代谢性疾病、某些癌症、减肥及手术评估方面均有应用。将内脏脂肪面积控制在100m²以下,可降低代谢性疾病和心血管疾病的发病风险,而内脏脂肪的增加似乎与某些癌症的发生相关。

（二）内脏脂肪检查的适应证

1.腰围超标的人群,男性腰围≥90cm,女性腰围≥85cm。

2.体重超标的人群,体重指数（BMI）≥24kg/m²。

3.高脂血症、高血压、糖尿病等代谢性疾病患者。

4.冠心病、动脉硬化等心血管疾病患者。

5.有减肥需求的人群,可用于监测减肥效果。

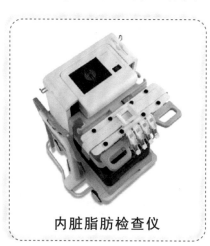

内脏脂肪检查仪

二° 人体成分检查

（一）人体成分检查的定义

人体成分检查是指通过人体成分分析仪对人体成分健康指数进行测量。仪器采用直接节段多频率生物电阻抗法，可准确地评估人体肌肉、脂肪、水分等体成分的含量及所占比例，反映人体的营养状况、肥胖、浮肿等身体健康情况。

（二）人体成分检查的适应证

监测人体成分的变化，可用于肥胖的评估、康复、物理治疗、体育锻炼前后及营养干预或治疗中人体成分变化的测定、尤其是用于检测脂肪和肌肉的变化。

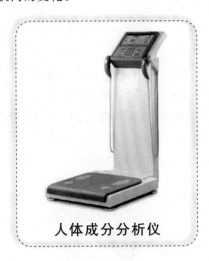

人体成分分析仪

三° 早期动脉硬化功能检测

（一）早期动脉硬化功能检测的定义

动脉硬化功能检测是一项安全、舒适的无创检测方法，通过四肢血压检测和外周动脉评价，对早期发现动脉硬化，为患者提供独立的健康分析数据具有一定的价值,对预防患者的血管疾病具有帮助。

(二)动脉硬化检测的适应证

1.肥胖、超重或年龄≥40岁。

2.高血压、高胆固醇血症、糖尿病、吸烟或有2项以上其他致动脉粥样硬化的危险因素者(早发冠心病家族史、肥胖、持续精神紧张、缺乏运动)。

3.已确诊的冠心病、脑卒中与缺血性肾脏疾病患者。

4.下肢动脉疾病的高危人群。

5.临床怀疑下肢血管疾病者。

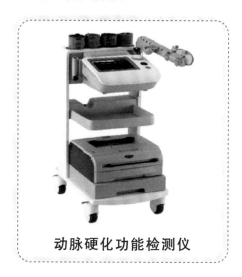

动脉硬化功能检测仪

四°　**基因诊断**

(一)基因诊断的定义

基因诊断是在基因水平上对疾病或人体的状态进行诊断。它是以遗传物质(如 DNA 或 RNA)为检查对象,利用分子生物学技术,通过检查基因的结构或表达量的多少来诊断疾病的方法。基因诊断主要是对遗传物质结构的改变、表达量的变化进行检测。

(二)基因诊断的适应证

1.遗传性疾病的基因诊断。

2.感染性疾病的基因诊断。

3.肿瘤的基因诊断。

4.药物代谢性疾病的基因诊断。

5.产前诊断。

主检医师说

1.新兴技术的开展有助于更早、更全面地评估健康状况,提供个性化健康指导。

2.内脏脂肪检查、人体成分检查和动脉硬化检查可作为健康体检的加项选择。

3.基因检测主要应用于有恶性肿瘤或重要慢性病家族史的人群。

(金梦绮)

第八章

体检达人速成

第一节 常见体检误区

一、体检套餐内容越多越好

一些体检者由于缺乏足够的医学知识，片面地认为套餐内容越多，就一定越好。为了满足不同人群的健康体检需求，体检机构专门设计涵盖多种体检项目组合的体检套餐。事实上，体检者要根据自身实际情况，合理选择体检套餐。套餐内容既要包括常规的基本项目，也需要包含适合自己的专项检查项目。一次正确的体检，既要避免过度检查，也要避免漏检、漏诊。因此，并不是套餐内容越多就越好，而是最适合的个性化体检套餐才是最好的。

二、年轻人不需要健康体检

长期不良的生活方式导致很多年轻人出现了亚健康甚至疾病状态，例如高血压、高脂血症、脂肪肝等，部分年轻人还有甲状腺癌等恶性肿瘤。因此，对于有长期熬夜、久坐不动等生活习惯的年轻人，有必要每年做一次体检，以便早期发现异常情况。还有一些年轻人平时非常注意生活习惯，不吸烟、不喝酒，每周还坚持锻炼身体，就认为不必花钱去体检，这也是不对的。即使养成了良好的生活习惯,仍需要安排定期体检。很多疾病在早期不一定有典型症状,但可通过体检做到早期诊断。有些疾病与遗传相关,需要通过体检早期发现。

(三) 体检当天不能服药

体检前有很多注意事项,比如体检前8小时内不能进食,不喝浓茶及咖啡等饮品。体检前是否需要服药,应根据体检者的具体情况及服用的药物种类来决定。对于健康体检者,平常服用的保健品、膳食补充剂等可暂时停服一次。对于高血压等长期慢性病患者,不建议擅自停药,应维持原剂量规律服药。对于抗生素、解热镇痛药、利尿剂等药物,建议咨询医生,结合实际情况处理。

(四) 嫌麻烦,不留大便检查

大便常规检查是体检的必备项目,也是消化道疾病的风向标,是非常重要的肠道疾病初筛手段。大便常规检查是对大便进行观察和检验的一项检查,包含一般性状、显微镜检查、隐血试验。一般性状可初步了解食物消化情况,帮助判断胃肠、胰腺、肝胆等功能;显微镜检查可了解消化系统有无炎症、异常细胞等;隐血试验对消化道出血的诊断和鉴别诊断都有重要价值。大便常规检查很重要,每一位体检者都要重视,不能放弃检查。

(五) 只重视仪器检查,忽视内外科检查

内外科检查是体检常规项目中不可或缺的部分,对疾病的排查具有重要意义。人体主要的脏器,如心脏、肝、肺、肾等都包含在内科检查中。常见的一些疾病如支气管炎、哮喘、心律失常,在其他项目中不一定有阳性结果,诊断依赖医生的体格检查。外科检

查几乎涉及了全身,能进行体表各个部位的基础排查。比如触诊淋巴结肿大、甲状腺结节、皮疹、皮肤肿物等。另外,内外科检查对肿瘤筛查方面也具有重要意义,比如直肠癌的筛查需要结合内外科检查结果。

(六)° 肛检太尴尬,拒绝检查

肛门指诊作为体检项目很重要,80%~90%的直肠癌都可以通过肛门指诊发现。肛门指诊非常简单易行,不需要借助别的设备,对体检者没有伤害。如果在检查中发现异常,一般会建议去肛肠外科进一步检查,明确诊断。肛门指诊建议每年查1次。

(七)° 所有年龄段的人,体检项目都一样

很多体检机构的体检套餐是根据价格来区分的,比如基础套餐、精英套餐、豪华套餐等。一般来说,基础套餐包含了常规的项目,精英套餐、豪华套餐就在基础套餐的前提下增加部分项目。很多体检者直接选择了基础套餐,结果忽略了个性化体检项目。不同年龄段由于疾病谱不同,体检项目也应该有差异,如中年人应增加心脑血管疾病的风险排查。即使年龄一样,体检需求可能差异很大。30岁的两个同龄人,一个人也许基础套餐就够了,另外一个或许要增加专项检查项目,比如乙型肝炎套餐、幽门螺杆菌检查等。总之,体检套餐的选择要个性化,需要结合年龄、性别、既往史和家族史等来安排体检项目。

(八)° 忽视体检报告,不重视随访

个人健康体检报告一般包含以下内容:受检者基本信息、体检的各项检查结果、综合体检结论及指导建议、健康教育或健康指导

方案。体检报告是受检者在完成一系列检查后得到的最终结论，是由主检医生根据体检的各项检查结果进行综合分析、评估而得出的。认真阅读体检报告很重要。对于报告中提到的疾病或者异常的指标，受检者都需要足够重视，要逐条落实主检医生的建议，比如进一步检查、专科就诊、定期复查等。只有这样认真执行，才能做到疾病的早发现、早诊断。

（陈建华）

第二节 体检机构的选择

随着人们生活水平不断提高,越来越多的人开始关注自己的身体健康。近年来,很多单位将职工的体检纳入员工福利。个人或家庭组织体检的意识也增强了,定期体检成了大家的"必修课"。据不完全统计,我国目前有各类体检中心和健康管理机构近万家。85%以上是依托公立医院建立的,其他形式的体检机构还有合资、独资和民营体检机构。要找一个体验好又专业靠谱的体检机构,怎么做?

一、考察体检机构是否资质齐全

国家对体检机构的场地设置、设备管理、人员资质等软硬件作出明确的规定。无论是公立医院的体检中心或是民营体检机构,基本条件是必需的。相关的资质内容可上网查询。

二、了解体检机构的服务能力

(一)个性化体检的能力

每个体检者的年龄、性别、家庭背景、生活方式、基本健康情况等因素都不同,这就要求我们的体检方案是个性化的,不能套用一个体检套餐。一个理想的体检机构,应该设置一个岗位,由专业的医生提供检前咨询服务,为体检者设计个性化的体检方案。当然,个性化的体检方案背后,要求检查项目齐全、设备合理配置,要有磁共振检查、胃肠镜检查等辅助检查。能承接个性化体检的体检机构,硬件要求很高,可信度自然更高了。

(二)检后健康管理的能力

一个可靠的体检机构应有完善的健康管理信息化系统,能够随时调阅近年的体检数据,可以做对比分析研究。好的体检机构应有专职的健康管理服务团队,一方面能够及时回复线上或线下的健康咨询,另一方面能够定期通过电话、短信、微信等方式,对体检结果进行必要的跟踪随访、健康管理等。

三。警惕价格陷阱

体检机构的体检项目都有明确的收费指导和规定,对于不合理的低价,我们需要辩证地分析,究其原因。比如同样的胸部CT项目,由于设备的差异,成本差异很大,图片的清晰度也有很大差异。因此,合理的价格范围内做到个性化的体检项目就是相对好的选择。

因此,一个可靠的体检机构首先是资质齐全,才能确保体检安全可靠,其次应该有一个完善的健康管理信息化系统,能够随时调阅并比较历年资料,从而对健康或疾病的趋势做出合理的预判。体检机构应该设立高年资医生坐诊的咨询室,解答体检者的健康咨询。体检机构对检出的重大异常指标有专人跟踪随访,定期回访。最后,个性化的体检项目会有一个合理的价格。经过以上几个方面的考量,我们肯定能找出性价比高、服务一流、业务专业的体检机构。

(陈建华)

附　件

附件1　焦虑自评量表

指导语：下面有二十条文字，请仔细阅读每一条，把意思弄明白，然后根据您近一个星期的实际情况在适当的方格里划"√"，每一条文字后有四个格，表示：A　没有或很少时间；B　小部分时间；C　相当多时间；D　绝大部分或全部时间。

序号	项目	A	B	C	D	得分
1	我觉得比平时容易紧张或着急					
2	我无缘无故在感到害怕					
3	我容易心里烦乱或感到惊恐					
4	我觉得我可能将要发疯					
5	*我觉得一切都很好					
6	我手脚发抖打颤					
7	我因为头疼、颈痛或背痛而苦恼					
8	我觉得容易衰弱或疲乏					
9	*我觉得心平气和，并且容易安静坐着					
10	我觉得心跳得很快					
11	我因为一阵阵头晕而苦恼					
12	我有晕倒发作，或觉得要晕倒似的					

续表

序号	项目	A	B	C	D	得分
13	*我吸气呼气都感到很容易					
14	我的手脚麻木和刺痛					
15	我因为胃痛和消化不良而苦恼					
16	我常常要小便					
17	*我的手脚常常是干燥温暖的					
18	我脸红发热					
19	*我容易入睡并且一夜睡得很好					
20	我做噩梦					

备注:A、B、C、D按1、2、3、4分计,其中*题A、B、C、D按4、3、2、1计分。

　　将20个项目的各个得分相加,即得粗分;用粗分乘以1.25以后取整数部分,就得到标准分。标准分的分界值为50分,其中50~59分为轻度焦虑,60~69分为中度焦虑,70分以上为重度焦虑。

附件2　抑郁自评量表

指导语:下面有二十条文字,请仔细阅读每一条,把意思弄明白,然后根据您近一个星期的实际情况在适当的方格里划"√",每一条文字后有四个格,表示:A　没有或很少时间;B　小部分时间;C相当多时间;D　绝大部分或全部时间。

序号	项目	A	B	C	D	得分
1	我觉得闷闷不乐,情绪低沉					
2	*我觉得一天之中早晨最好					
3	我一阵阵哭出来或觉得想哭					
4	我晚上睡眠不好					
5	*我吃得跟平常一样多					
6	*我与异性密切接触时和以往一样感到愉快					
7	我发觉我的体重在下降					
8	我有便秘的苦恼					
9	我心跳比平时快					
10	我无缘无故地感到疲乏					
11	*我的头脑跟平常一样清楚					
12	*我觉得经常做的事情并没有困难					
13	我觉得不安而平静不下来。					
14	*我对将来抱有希望					
15	我比平常容易生气激动					
16	*我觉得作出决定是容易的					
17	*我觉得自己是个有用的人,有人需要我					
18	*我的生活过得很有意思					
19	我认为如果我死了别人会生活得好些					
20	*平常感兴趣的事我仍然照样感兴趣					

备注:A、B、C、D按1、2、3、4分计,其中*题A、B、C、D按4、3、2、1计分。

　　将20个项目的各个得分相加,即得粗分。标准分等于粗分乘以1.25后的整数部分。总粗分的正常上限为41分,标准总分为53分。抑郁严重度=各条目累计分/80。0.5以下者为无抑郁;0.5～0.59为轻微至轻度抑郁;0.6～0.69为中至重度;0.7以上为重度抑郁。

附件3　PHQ-9量表

指导语：9个条目，评分等级0～3，总分值范围0～27。根据过去2周的情况，请您回答是否存在下列描述的情况及频率，请看清楚问题后在符合您情况选项的数字上画√。

	完全不会	好几天	超过一周	几乎每天
1.做事时提不起劲或没有兴趣	0	1	2	3
2.感到心情低落、沮丧或绝望	0	1	2	3
3.入睡困难、睡不安稳或睡眠过多	0	1	2	3
4.感觉疲倦或没有活力	0	1	2	3
5.食欲不振或吃太多	0	1	2	3
6.觉得自己很糟——或觉得自己很失败，或让自己和家人失望	0	1	2	3
7.对事物专注有困难，例如阅读报纸或看电视时	0	1	2	3
8.动作或说话速度缓慢到别人已经察觉；或正好相反——烦躁或坐立不安、动来动去的情况更胜于平常	0	1	2	3
9.有不如死掉或用某种方式伤害自己的念头	0	1	2	3

评分规则：0～4分没有抑郁；5～9分轻度抑郁；10～14分中度抑郁；15～19分中重度抑郁；20～27分重度抑郁。

附件4　EPWORTH-嗜睡量表

序号	瞌睡的可能性	0=从不	1=很少	2=有时	3=经常
（1）	坐着阅读书刊				
（2）	看电视				
（3）	在公共场所坐着不动（例如在剧场或开会）				
（4）	作为乘客在汽车中坐1小时，中间不休息				
（5）	在环境许可时，下午躺着休息				
（6）	坐下与人谈话				
（7）	午餐不喝酒，餐后安静地坐着				
（8）	遇堵车时停车数分钟				

总分＞6分提示瞌睡，＞11分则表示过度瞌睡，＞16分提示有危险性的瞌睡。

附件5 慢性阻塞性肺疾病自测量表

问题	选项	评分标准	得分
1.您的年龄	40~49岁	0	
	50~59岁	3	
	60~69岁	7	
	≥70岁以上	10	
2.您的吸烟量(包年) =每天吸烟____包×吸烟____年	0~14包年	0	
	15~30包年	1	
	≥30包年	2	
3.您的体重指数(kg/m²) =体重____kg/身高²____m² 如果不会计算,您的体重属于哪一类: 很瘦(7),一般(4),稍胖(1),很胖(0)	<18.5	7	
	18.5~23.9	4	
	24.0~27.9	1	
	≥28	0	
4.没有感冒时您是否经常咳嗽	是	3	
	否	0	
5.您平时是否感觉有气促	没有气促	0	
	在平地急行或爬小坡时感觉气促	2	
	平地正常行走时感觉气促	3	
6.您目前使用煤炉或柴草烹饪或取暖吗	是	1	
	否	0	
7.您父母、兄弟姐妹及子女中,是否有人患有支气管哮喘、慢性支气管炎、肺气肿或慢性阻塞性肺疾病	是	2	
	否	0	

附件6 改良Kupperman评分

症状	基本分	程度评分			
		0	1	2	3
潮热汗出	4	无	<3次/天	3~9次/天	≥10次/天
感觉异常	2	无	与天气有关	平常有冷、热、痛、麻木感	冷、热、痛感
失眠	2	无	偶尔	经常,服用安眠药有效	影响工作和生活
情绪波动	2	无	偶尔	经常,能自控	经常,不能自控
抑郁、疑心	1	无	偶尔	经常,能自控	失去生活信念
眩晕	1	无	偶尔	经常,不影响生活	经常,影响日常生活
疲乏	1	无	偶尔	上4层楼困难	日常生活受限
骨关节痛	1	无	偶尔	经常,不影响功能	功能障碍
头痛	1	无	偶尔	经常,能忍受	需服药
心悸	1	无	偶尔	经常,不影响生活	需治疗
皮肤蚁走感	1	无	偶尔	经常,能忍受	需治疗
性生活	2	正常	性欲下降	性生活困难	性欲丧失
泌尿道感染	2	无	偶尔	>3次/年,能自愈	>3次/年,需服药

症状评分=基本分*程度评分,各项症状评分相加之和为总分;分级:>35分为重度,20~35分为中度,<20分为轻度。

参考文献

［1］陈灏珠，钟南山，陆再英.内科学［M］.8版.北京：人民卫生出版社，2018.

［2］陈孝平.外科学［M］.9版.北京：人民卫生出版社，2018.

［3］国家卫生健康委.肿瘤和血液病相关病种诊疗指南（2022年版）［EB／OL］.http://www. nhc. gov. cn／yzygj／s7659／202204／a0e67177df1f439898683e1333957c74.shtml

［4］贾建平，陈生弟.神经病学［M］.7版.北京：人民卫生出版社，2014.

［5］黎海芪.实用儿童保健学［M］.北京：人民卫生出版社，2021.

［6］孙颖浩.男性迟发性性腺功能减退专家共识［M］.2版.北京：科学出版社，2019.

［7］王千秋，刘全忠，徐金华.性传播疾病临床诊疗与防治指南［M］.上海：上海科学技术出版社，2014.

［8］中华医学会骨质疏松和骨矿盐疾病分会.原发性骨质疏松症诊疗指南（2017）［J］.中国实用内科杂志，2018，38（2）：127-150.

［9］中华医学会健康管理学分会.超重或肥胖人群体重管理流程的专家共识（2021年）［J］.中华健康管理学杂志，2021，15（4）：317-322.

［10］中华医学会内分泌学分会.中国高尿酸血症与痛风诊疗指南（2019）［J］.中华内分泌代谢杂志，2020，36（1）：1-13.

［11］中华医学会全科医学分会.慢性阻塞性肺疾病基层诊疗指南（2018年）［J］.中华全科医师杂志，2018，17（11）：15.

［12］中华医学会全科医学分会.2型糖尿病基层诊疗指南（实践版·2019）［J］.中华全科医师杂志，2019，18（9）：810-818.

[13]中华医学会全科医学分会.肥胖症基层诊疗指南(实践版·2019)[J].中华全科医师杂志,2021,19(2):102-107.

[14]中华医学会全科医学分会.高血压基层诊疗指南(2019年)[J].中华全科医师杂志,2019,18(4):13.

[15]中华医学会全科医学分会.广泛性焦虑障碍基层诊疗指南(实践版·2021)[J].中华全科医师杂志,2021,20(12):7.

[16]中华医学会全科医学分会.甲状腺功能减退症基层诊疗指南(2019年)[J].中华全科医师杂志,2019,18(11):1022-1028.

[17]中华医学会全科医学分会.甲状腺功能亢进症基层诊疗指南(2019年)[J].中华全科医师杂志,2019,18(12):1118-1128.

[18]中华医学会全科医学分会.慢性便秘基层诊疗指南(实践版·2019)[J].中华全科医师杂志,2019,18(5):5.

[19]中华医学会全科医学分会.慢性腹泻基层诊疗指南(2019年)[J].中华全科医师杂志,2020,19(11):10.

[20]中华医学会全科医学分会.慢性肾脏病防治行动——慢性肾脏病筛查诊断及防治指南[J].健康指南:中老年,2017(4):2.

[21]中华医学会全科医学分会.慢性乙型肝炎基层诊疗指南(实践版·2020)[J].中华全科医师杂志,2021,20(3):9.

[22]中华医学会全科医学分会.缺血性卒中基层诊疗指南(2021年)[J].中华全科医师杂志,2021,20(9):927-946.

[23]中华医学会全科医学分会.稳定性冠心病基层诊疗指南(2020年)[J].中华全科医师杂志,2021,20(3):265-273.

[24]中华医学会全科医学分会.抑郁症基层诊疗指南(实践版·2021)[J].中华全科医师杂志,2021,20(12):8.

[25]中华预防医学会更年期保健分会.更年期健康管理核心信息专家共识[J].实用妇科内分泌电子杂志,2022,9(1):1-10.

[26]中华预防医学会更年期保健分会.绝经管理与绝经激素治疗中国指南(2018)[J].中华妇产科杂志,2018,53(11):11.

全科主导的"邵医"健康体检

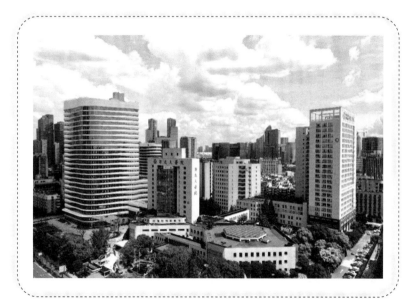

　　浙江大学医学院附属邵逸夫医院全科医学科(简称邵医全科)创建于1999年,是全国最早在三甲医院成立的集医疗教学科研为一体的全科医学科之一,是国家首批全科医学培训重点单位,浙江省全科医学技术指导中心,与美国密歇根州立大学Genesys地区医学中心合作建立了中美合作临床培训基地,也是国内唯一获得英国皇家全科医师学院(RCGP)教育认证的基地。

　　邵医全科在2020年和2021年连续两年在"复旦中国医院排行榜"全科排行榜中名列全国前三,浙江第一,持续引领全国全科医学学科创新发展。

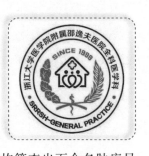

浙江大学医学院附属邵逸夫医院健康促进中心成立于2002年,是浙江省最早开展健康体检的单位,目前在庆春和下沙两个院区,同步开展门诊体检与住院体检,每年为10万余位客户提供优质健康体检服务,通过精准、科学、有效的体检,每年均筛查出百余名肿瘤早期患者和千余名高危异常值患者。

邵医全科在国内首创全科医学与健康促进中心融合发展,并借鉴美国现代健康管理模式,依托医院高质量临床医疗资源,建设"全人全程"的高品质现代化健康促进中心。形成了以全科医生、健康管理师及体检主管护师相整合的"三师共管"的服务模式,具有"全程管理、质量齐升"的鲜明特色,为客户提供"全人群、全方位、全生命周期"的高品质健康管理服务。

陈丽英主任领导团队在国内创新构建"全科主导,全程管理,多科协作,促进健康"的健康体检模式,以慢病防控为导向,以生活方式干预为基础,利用5G+AI、可穿戴设备等先进技术,开展早筛查、早评估、早干预,实现了由单纯体检向健康管理的转变,努力使大众不生病,少生病,让老百姓人人享有健康。

关注邵医全科公众号
获取更多健康知识

添加邵医全科团队
随时随地在线咨询